おかあさんのレシピから学ぶ
医療的ケア児のミキサー食

編集　小沢　浩　島田療育センターはちおうじ所長
　　　大髙美和　NPO法人ゆめのめ理事長

南山堂

執 筆

浅野　一恵	社会福祉法人小羊学園つばさ静岡医務部長
井合　瑞江	神奈川県立こども医療センター障害児入所施設局長
大髙　美和	NPO法人ゆめのめ理事長
小沢　　浩	島田療育センターはちおうじ所長
口分田政夫	びわこ学園医療福祉センター草津施設長
関根まき子	社会福祉法人ボワ・すみれ福祉会花の郷看護主任
髙見澤　滋	長野県立こども病院小児外科部長
西本裕紀子	大阪母子医療センター栄養管理室副室長
吉川　恵里	神奈川県立武山養護学校総括教諭

（五十音順）

レシピ協力

ママと子の胃ろう食推進委員会

のりのりさん，けいちゃん，みゆきさん，だみーさん，takakoさん，あやこさん，しおりさん，さぁちゃん

執筆協力

吉野　浩之　群馬大学教育学部障害児教育学講座教授

刊行によせて

　私と，ミキサー食注入の出会いは，5年前にさかのぼります．
　Aさんは，成人式を目前にした男性で経管栄養剤で食事をとっていました．肺炎になり総合内科に入院し，抗生剤で改善したのですが，その副作用で下痢になってしまいました．入院して1ヵ月後，総合内科医と相談し，下痢のままでも経管栄養剤で水分摂取できたので，当院の外来で対応することにして退院しました．外来に来たAさんは痩せこけていました．体重は21kgから18kgに減少し，栄養状態も悪く，腰と耳に褥瘡がみられました．下痢は栄養剤注入ごとにみられ，おしりは肛門を中心に広範囲にただれていました．皮膚ははりがなく，笑顔が消え，体もぐったっとして動きませんでした．外来で毎日点滴を行い，脂肪やビタミン剤を入れました．通所のデイサービスを再開し，点滴をしながら毎日参加していました．Aさんの下痢は，1日2〜3回に減りましたがよくなりません．4ヵ月後，スタッフから「ミキサー食注入ができないだろうか」と提案がありました．胃チューブが入っていましたが，スタッフの努力により，1日1回ミキサー食注入が開始されました．注入開始から3日経ったときのことです．Aさんのお母さんが，「みて！みて！」と私のところに走ってきました．それは，形のあるウンチの写真でした．ミキサー食注入が下痢を改善させたのです．私はその写真を見てお母さんと跳びあがって喜びました．Aさんに笑顔が戻りました．

　ミキサー食注入は，子どもと家族を幸せにする．
　そんな思いがきっかけとなり，この本の企画が始まりました．
　ミキサー食注入を先進的に取り組んでいる施設に声をかけたところ，すべての方々が喜んで協力してくれました．
　そして，なによりもレシピを提供してくれたお母さんたちの，何回も集まって，何回も料理を作って，何回も写真を撮ってくれた，その努力には頭が下がります．本当に感謝します．
　この本は，たくさんの方々の思いがつまった結晶です．
　「ミキサー食注入はしたいけど，やり方がわからない」という声をお母さんたちからよく聞きます．
　この本によって，ミキサー食注入をする人が増え，子どもと家族の笑顔が増えれば幸いです．
　この本の出版に当たり，私の思いにつきあって，企画からずっと協力してくださった南山堂の中尾真由美さん，伊藤美由紀さんに深謝します．

　「幸せの輪」が，広がっていく．
　この本が，そのお役に立つことを，私たちは願ってやみません．

2018年9月

小沢　浩

序

　本書を制作するに当たって，胃ろうのあるお子さんにミキサー食を作っているだみーさん（レシピp.34〜）からこんなお話がありました．

　『風邪のときはすりりんご，お誕生日はからあげに，ケーキみたいなハンバーグ，家族全員が大好きなクリームたっぷりのコーヒーゼリー，運動会のお弁当，とびっきりのお節料理，ここぞってときは梅干し，そして毎日のお味噌汁…．振り返ると，母のごはんはいつも私に寄り添って応援してくれて，一緒に泣いたり笑ったりしてくれていたんだなと思い知らされることばかりです．
　娘の病気や障害に向き合ったとき，自分ができることって本当に少なくて悔しいけれどこれしかありませんでした．
　でも，だれに話しても，「栄養剤でいいじゃない」「なんでそんな面倒なことをするの」という反応が多く本当に孤独でした．同じ想いの仲間に出会えたとき，やっと通じた！と嬉しかったです』

　医療的ケアやどんな障害があっても，大切なわが子のために何かしてあげたいと思うのは，母として自然なことではないでしょうか．
　私自身，摂食嚥下障害のある娘（胃ろうではありませんが）と過ごす日々は，管理栄養士という資格を持っていても毎日の食事作りに悩み，子育てなのか介護なのかわからなくなり悩むことがありました．
　でも，友人のしおりさん（レシピp.53〜）との会話で，はっとしました．

　「医療や介護じゃなく私は子育てがしたい」

　そんなことを自然に発する彼女の言葉は，いつしか母として自信を失いかけていた私に勇気をくれました．特別なことではなく，目の前のわが子のために，できることをすればいいんだと思うようになりました．
　本書でご紹介するレシピは，それぞれの家庭で，お母さんたちが胃ろうのあるお子さんのために，家族と一緒の食事から取り分け，注入しやすい滑らかさや栄養面など試行錯誤しているミキサー食の作り方を，そのまま教えていただいたものです．
　大切なお子さんへの愛情表現のひとつとして，栄養を摂取する選択肢のひとつとして，本書がひとりでも多くのお母さんお父さんの元に届き，そして子どもたちの笑顔に繋がることを願っています．

　小沢先生はじめ，この本を通して出会ったすべての方，ミキサー食注入を実践するお母さんたちが作った『ママと子の胃ろう食推進委員会』（通称mamakoi）の皆さんに感謝申し上げます．そして，食べることの幸せをいつも教え続けてくれている最愛の娘に，心よりありがとうと伝えたいです．

2018年9月

大髙美和

CONTENTS

Part1 ミキサー食を知ろう …… 1

1. ごはんを食べよう！　小沢　浩 …… 2
はじめに …… 2
長所と短所を知っておこう …… 3

2. 胃ろうってどんなもの？　小沢　浩 …… 5
胃ろうの種類 …… 5
子どもの胃ろうを考える …… 6
胃ろうの問題点 …… 7

3. 医療的ケア児の栄養を知ろう　口分田政夫 …… 8
はじめに …… 8
適切なカロリー …… 8
適切な栄養成分 …… 10
胃ろうからのミキサー食投与の意味 …… 12
終わりに …… 12

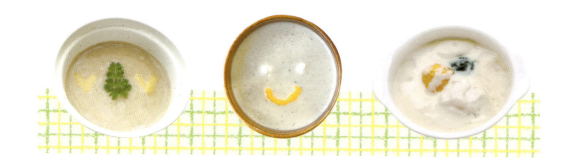

4. 食材別のポイントと工夫　大髙美和 …… 13

5. 用意するもの　大髙美和 …… 16
調理と注入に必要なもの …… 16
ミキサーの選び方 …… 16
とろみのつく食材やとろみ剤を使って，ミキサー食に適度なとろみをつける …… 17

6. 調理手順　大髙美和 …… 18
ミキサー食を作ってみましょう …… 18
ミキサーを使って滑らかにするための使用ポイント …… 18
注入の手順 …… 18
片付け …… 19

7. ミキサー食を始める注意点　大髙美和 …… 20
始めるときは／アレルギーに注意／体重の増減に着目しましょう／
ミキサーのかたさ（粘度）に注意／注入中の様子で気を付けること／
うんちに注目／ミキサー食の保存について／腸ろうの方はお勧めできません

column 必要な栄養や水分についても知っておけば安心　大髙美和 …… 23

Part2　うちのレシピ　　大髙美和　　25

🏠 のりのりさんちのレシピ

きのこのポタージュ	26
ポテトグラタン	27
ハヤシライス	28
マシュマロミルクプリン	29

🏠 けいちゃんちのレシピ

ミートソーススパゲティ	30
ハンバーグ	31
コーンスープ＆パン	32
ミルク蒸しパン	33

🏠 だみーさんちのレシピ

そら豆の白あえ	34
牛肉とごぼうのしぐれ煮	35
わかめとねぎの味噌汁	36

🏠 みゆきさんちのレシピ

鮭のホイル焼きチャンチャン焼き風	37
野菜たっぷりにんじん色スープ	38
茶碗蒸し	39
クリスマスプレート	40
バースデイプレート	42

🏠 takakoさんちのレシピ

ひじきの煮物	44
肉詰めピーマン	45
さつまいもとりんごのケーキ	46
お好み焼き	47
アボカドサラダ	48

🏠 あやこさんちのレシピ

にら玉スープ	49
鶏肉とキャベツの炒めもの	50
肉じゃが	51
レタスのナムル	52

🏠 しおりさんちのレシピ

炊き込みご飯	53
きんぴらごぼう	54
オムライス	55
年越しそば風	56
お雑煮	57
ハンバーガー＆ポテト	58
手作り濃厚甘酒	59

🏠 さぁちゃんちのレシピ

たけのこの煮物	60
煮豚	61
白身魚のオリーブオイル煮	62
卵入り油揚げ	63
トマトのデザート	64

Part3 施設のとりくみ紹介 65

長野県立こども病院
ミキサー食を用いた胃ろう栄養療法 髙見澤滋 66

大阪母子医療センター
ベースライス法ミキサー食の導入 西本裕紀子 72

神奈川県立こども医療センター
胃ろうからのミキサー食注入 井合瑞江 75

つばさ静岡
経管栄養の方の成長を支える「胃ろう食」 浅野一恵 79

花の郷
「食品注入」の特徴 関根まき子 83

神奈川県立鎌倉養護学校
給食ミキサー食ショット注入の導入 吉川恵里 87

ミキサー食の工夫　母たちからのひとこと 90

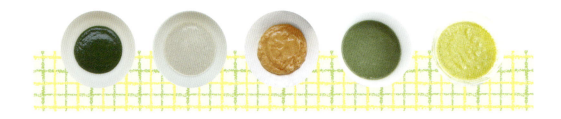

Part 1

ミキサー食を知ろう

....

初めてのミキサー食はいろいろと不安だと思います.
この章では胃ろうやミキサー食のこと,
準備や調理について知っておいたほうが
よいことをまとめました

1. ごはんを食べよう！

Part1
ミキサー食を
知ろう

はじめに

　私にとって食事は，人生の楽しみのひとつです．栄養を摂らなければ人は生きていくことができません．食べることは生きることです．ですから，さまざまな理由で経口摂取ができなくなったときは，経管栄養や胃ろうから食事を注入しなければいけません．幸い現在では，さまざまな経管栄養剤が販売されていて，市販の栄養剤から栄養を摂ることができますが，今までのように家族と同じ食べ物を食べたいと思う子ども，またはわが子にも家族と同じ物を食べさせたいと思うご家族も多いと思います．

　近年，胃ろうからミキサー食などの半固形食を入れる半固形食栄養摂取法が行われるようになり，その長所や短所がわかってきました．私たちは口の中で食べ物を噛み砕いて，半固形状にして胃に入れています．

　ミキサー食とは，普段私たちが食べている食事をそのままミキサーにかけて胃へ注入しやすくしたものです．ミキサー食を胃ろうから注入することは，経口摂取と生理的に近い状態なので，理にかなっていると言えます．しかし，実際にはミキサー食を胃ろうから注入したいけれど，そのやり方がわからないために始められないというお母さんや，その指導法がわからないという医療機関や障害者施設などの声を多く聞くようになりました．

　本書を読んで，ミキサー食注入をはじめ，食事を楽しみ，生活をさらに豊かなものにしていきましょう．

長所と短所を知っておこう

ミキサー食注入の長所

a 家族と同じ食事ができる

家族が食べている食事をミキサー食にして注入したら、「笑顔が増えた」という声を聞きます。食事には、見栄えやにおいもおいしさには必要です。それに、誰だって家族と一緒に同じものが食べたいですよね！

b ダンピング症候群の改善

液体栄養剤を投与した場合、胃から十二指腸、空腸を急速に通過することで短時間に吸収され、血糖値が急激に上昇します。それを防ぐために血糖値を下げるインスリンが急激に分泌され、逆に血糖値が低値となります。これをダンピング症候群といいます。経腸栄養剤を投与していると、胃からの急速な通過を防ぐために胃の動きが悪くなり、排泄遅延の状態となってしまいます。ミキサー食注入は、胃を膨らませ、食べ物をゆっくり十二指腸に送るようになり、消化吸収もゆっくり行われるため、ダンピング症候群を防ぐことができます。

c 注入にかかる時間の短縮

液体栄養剤は、30～60分かけてゆっくり注入するようにいわれています。でも、ミキサー食注入は、50mLを15～30秒（p.69 図3-2参照）のスピードで入れることができます[1]。重要なのは短時間で注入することであり、この短時間注入によって胃が伸展されることが胃の蠕動運動を促し、胃内での撹拌、十二指腸への排出が生理的に近い状態で行われます。またこの刺激によって、延髄、大脳皮質、迷走神経を介して生理的な消化管ホルモンの分泌や消化管運動が促進されます。そして、何よりも注入時間が短くなることで生活の幅が広がります。1日30分食事時間が短くなると、1ヵ月で約15時間、1年で約180時間（7.5日間）も自由な時間が増えるのです。

d 栄養状態の改善

経腸栄養剤の場合、いつも同じものを注入するため栄養に偏りがあり、特に医薬品の経腸栄養剤の場合、必要な栄養素がバランスよく摂れません。ミキサー食注入は、いろいろな食事を摂ることができ、さまざまな栄養を摂ることができます。

e 皮膚の状態の改善

栄養状態が良くなると、皮膚の状態も良くなり、つや・はりが出てきます。髪の毛も色が濃くなり太くなります。皮膚に傷ができても治りやすくなり、褥瘡予防にもなります。また、短時間注入によって臥床の時間が短くなることは、皮膚にとってもいいことです。

f 胃食道逆流症の改善

ミキサー食は、液体栄養剤より粘度が高いため、胃食道逆流症を軽減し、誤嚥性肺炎の予防になります

g 便秘や下痢の改善

ミキサー食注入をすることによって、下痢が改善することが多くなります[1),2)]。慢性的下痢で悩んでいた重症心身障害者が1日1回ミキサー食注入を行うことによって、すぐに下痢が改善するのを経験して、その効果に驚きました[3)]。胃の伸展、胃や腸の消化管運動の亢進、消化管ホルモンの分泌促進など、生理的な状態を引き出してくれるためと言われています。

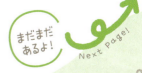

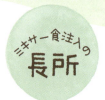
ミキサー食注入の **長所**

h 胃ろう周囲の 液漏れ，肉芽 の改善

胃ろう周囲の液漏れは，感染症の原因になります．液体栄養剤は粘度が低く，胃の内圧が高く，排泄遅延がみられると，胃内の経腸栄養剤・胃液・空気が胃ろう周囲から漏れ，皮膚がただれ，肉芽の原因にもなってしまいます．

i 生活が楽しくなる

家族と同じ食事をミキサー食にすることで，例えばきょうだいと一緒に食事ができるのを待つ楽しみがあります．また，準備しているお母さんを目で追ったり，「笑顔が増え表情が豊かになった」「口をパクパクさせて食事を催促するようになった」などの声を聞きます．注入時間の短縮や下痢の改善により，介護者も楽になります．皆さんの笑顔が増えるのは，私たちの願いです．

ミキサー食注入の **短所**

a 食物アレルギー

ミキサー食注入は，多種類の食べ物を多量に注入することができるため，食物アレルギー症状が強く出る可能性があります．ミキサー食注入の開始前には必ず主治医に相談し，アレルギー検査やミキサー食の安全な進め方の指導を受けてください．これにより，ミキサー食注入をより安全に安心して行うことができます．

b 手間がかかるし，やり方がわからない

食事をミキサー食にするのには，手間がかかります．またどのようにしたらいいかわからないため，体にいいことはわかっていてもやり方がわからず，なかなか始められません．

c カロリーや水分量の 正確な把握が難しい

経腸栄養剤と比較すると，カロリーや水分量の正確な把握は難しいのが食事ですが，本書ではカロリーやおおよその水分量をチェックすることができます（p.25～「うちのレシピ」参照）．

d 胃ろうが 詰まってしまう

胃ろうは，完全なミキサー食にしないと詰まってしまうことがあります．そのため，詰まらないようにする工夫が必要になります．この本では，お母さんたちの工夫したやり方を紹介します．

e 便秘 になる場合がある

ミキサー食注入で，便の状態は改善するといわれていますが，便秘になる場合もあります．その場合は，食事のメニューを工夫したり，便秘に対する薬が必要になることがあります．

参考文献
1) 髙見澤滋，山崎紀江，好沢克，他：胃瘻栄養患児におけるミキサー食を用いた半固形化栄養剤短時間摂取法導入の経験．日本小児外科学会雑誌，46（5）：842-846，2010．
2) 合田文則：胃瘻からの半固形化栄養剤をめぐる問題とその解決法．静脈経腸栄養，23（2）：235-241，2008．
3) 小沢浩：重症心身障害児における栄養素欠乏症．日本小児科学会雑誌，119（1）：33-37，2015．

Part1 ミキサー食を知ろう

2. 胃ろうってどんなもの？

胃ろうとは？

胃ろうとは，腹壁と胃壁に穴（胃ろう）を開け，経管栄養を行うためのチューブを留置して栄養を入れる方法です．そのままお風呂やプールに入ることもできます．

胃ろうの種類

胃ろうカテーテルには大きく分けると，腹壁から長く伸びているチューブタイプと，短くて注入時に接続チューブを使うボタンタイプがあり，それぞれ固定方法でバルーンタイプとバンパータイプがあります（図1-1）．

バルーンタイプは，交換時の痛みが少なく交換も容易ですが，4～8週毎と短期間での交換が必要です．破れたり，手で引っかけたりして抜けることがあります．蒸留水以外の固定水を使っていると水が抜けなくなり，交換時に困ることもあります．バンパータイプは4～6ヵ月毎の交換で済みますが，交換時，多少の出血や痛みを伴います．

ボタンは邪魔にならず活動的ですが，接続チューブをしっかりつながないと外れて漏れてしまったり，また何度も接続チューブをつなぐため，逆流防止弁が緩くなると注入していないときでも漏れることがあります．またボタンの場合，体重，成長に合わせてときどき長さを調整しないと，埋まりこんで皮膚びらんを起こしたりします．一方でチューブも固定板の止め方が悪いと十二指腸側へ迷入したり，チューブが一方に傾くと皮膚びらんを起こしやすくなります．

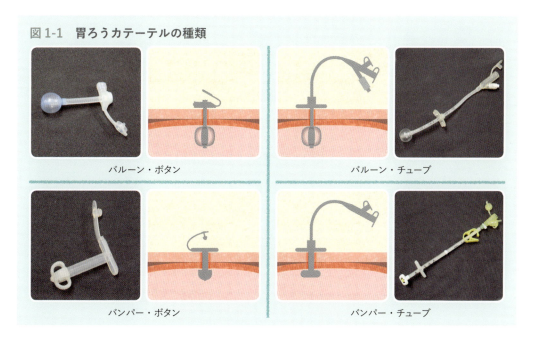

図1-1 胃ろうカテーテルの種類

バルーン・ボタン　　バルーン・チューブ

バンパー・ボタン　　バンパー・チューブ

子どもの胃ろうを考える

こんな場合に検討します

1 経口摂取や経鼻胃管だけでは，栄養が不十分な場合

　乳児，幼児でうまくミルクを飲めない場合や食べることができない場合は，鼻からのチューブ（経鼻胃管）による栄養が適しています．しかし，経鼻胃管の長期留置は，鼻や咽頭を刺激して慢性的炎症の原因となる可能性があります．また，1回の経口摂取が，長時間かかると食事をすることに疲れてしまい，食事を楽しめなくなったり，誤嚥の原因となります．

こんな場合に検討します

2 嚥下障害があり，誤嚥性肺炎を繰り返す

　誤嚥とは，食べ物や唾液を食道ではなく気道に飲み込んでしまう状態です．誤嚥性肺炎とは，誤嚥した食べ物，唾液，痰，胃液による化学反応や細菌の流入によって生じる肺炎のことをいいます．誤嚥しながら食べるというのは，つらいことだと思います．私たちがむせたときは，気管に入っていることが多いのです．そのときはすごく苦しいですよね．それがいつものことであれば，とてもつらいと思うのです．そういうときは，食事中あまり笑わない，気が散って周りばかり気にする，口の動きが悪くなり食べようとしない，などのサインで伝えてくれます．そのときは，食べることが楽しくない状態です．胃ろうを考えましょう．経鼻胃管は，咽頭や喉頭に分泌物を増やしたり，咽頭反射，嘔吐反射を誘発したり，逆に弱めたりします．鼻からチューブが見えるために，見た目もすっきりしません．

こんな場合に検討します

3 経鼻胃管のチューブが挿入困難な場合

　経鼻胃管のチューブが入りにくくなったときに，長時間挿入しようとトライするのは，介護者，本人にとって苦痛ですし，肺にチューブが入ってしまう危険性も高くなります．

こんな場合に検討します

4 胃の減圧が必要な場合

　呑気症（空気をどんどん飲み込んでしまうこと）により，胃などの消化管に空気がたまり過ぎてしまい，呼吸がうまくできなくなったり，胃食道逆流症になったり，消化吸収が悪くなったり，イレウス（腸管の動きが止まってしまう状態）になってしまうこともあります．そのために，胃ろうからの脱気による減圧が有効です．

胃ろうの問題点

皮膚のトラブル

胃ろう部から，胃内容物や胃液が漏れることにより，胃ろう周囲の皮膚の発赤やびらんが生じることがあります．また，胃ろうボタンが入っている刺激によって，肉芽を生じます．

胃ろうチューブの誤挿入

胃ろうチューブが腹腔内に誤挿入してしまうことにより，腹膜炎を起こすことがあります（図1-2）．

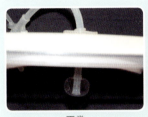
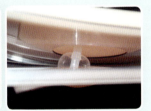

正常　　　逸脱（腹腔①）　　　逸脱（腹腔②）

図 1-2　カテーテルの逸脱

消化器症状の出現

注入速度が速すぎると，下痢，嘔吐，腹部膨満などの消化器症状を起こします．また，便秘もみられます．

胃ろうの抜去，閉塞

引っ張ったりすると，抜去してしまうことがあります．抜去すると，短時間で塞がるため，応急的なボタン，チューブの挿入，その後の医師による入れ替え，確認が必要となります．また，注入物により閉塞することもあります．

ダンピング症候群

ダンピングとは，食べ物が胃から十二指腸に急速に流出する状態です．経腸栄養剤は液体のため，胃から十二指腸に流れやすく，吸収のよい単糖・ショ糖が多いため，食中食後に急速に血糖値が上がります．そのため，食後20～30分後に交感神経の亢進により生じる嘔気，嘔吐，冷や汗，心悸亢進などの早期ダンピング症候群，2～3時間後に生じる高インスリン血症に伴う低血糖の後期ダンピング症候群があります．ミキサー食では，ダンピング症候群を防ぐことができます．

参考文献
1) 医療的ケア研修テキスト．日本小児神経学会社会活動委員会編，クリエイツかもがわ，2006．
2) ケアの基本がわかる重症心身障害児の看護．倉田慶子，樋口和郎，麻生幸三郎編，へるす出版，2016．
3) 新版重症心身障害療育マニュアル．井合瑞江，石井光子，小沢浩，小西徹編，医歯薬出版，2015．

Part1 ミキサー食を知ろう

3. 医療的ケア児の栄養を知ろう

はじめに

　重症心身障害児・者（以下，重症児〔者〕）等の医療的ケア児*の多くは神経障害を基礎として病態的に，てんかん，筋緊張，側弯，摂食嚥下障害や消化管の通過障害など多岐にわたる合併症を有しています．そのため，病態を評価した上での栄養剤の投与が必要となります．また，人工的栄養が長期にわたる機会も多く，栄養評価に基づいた栄養療法が必要となります．重症児（者）の食事は自分の選択というよりは医療従事者や家族，介護者という他者にゆだねられ，また嚥下障害などにより，経管栄養になるなど食物形態が限定される特徴をもっています．また感染の反復，意欲の低下，嘔吐，湿疹の悪化，などの症状が栄養不良から生じている可能性があっても，基礎疾患からくるものと判断され，栄養との関連が見逃されやすくなります．特に免疫力は栄養との関連が大きく，QOL向上のために，栄養に十分配慮することは，非常に重要です．

　栄養を考えるとき，「栄養の内容と投与量」，「栄養摂取形態」，「栄養の摂取経路」の3つが重要です．

> *日常生活に必要な医療的な生活援助行為を，治療行為としての医療行為とは区別して医療的ケアと呼んでいます．医療的ケアとは，経管栄養（胃ろう），吸引，気管切開，人工呼吸器，酸素，導尿などであり，医療的ケアを必要とする子どもを医療的ケア児といいます．

適切なカロリー

　必要エネルギー栄養摂取量に関しては，標準の摂取量の考え方より「医療的ケア維持のタイプによる栄養の課題と栄養評価」方を用いた，必要エネルギーの算定がより適しています．医療的ケア児の運動特性や体構成成分に，タイプにより差があるからです．標準的には，小児の場合，エネルギー必要量 $E =$ 基礎代謝量（BMR）$\times R$（活動係数）$+ \alpha$（エネルギー蓄積量）として表現されます．エネルギー蓄積量 α とは，小児の組織増加分に必要なエネルギー量のことです．小児の基礎代謝量は，日本人の食事摂取基準（2015年版）に採用された小児の基礎代謝基準値を使用します．一般には，BMI（体重 $kg \div$（身長 m）^{2}）の標準値は22といわれていますが，重症児（者）等の医療的ケア児の場合，学童期以降は，標準で15～18程度と一般児より低値であることにも留意して，目標体重を設定します．活動係数Rは，まひのタイプ，運動，身体特性に応じて大きく変わることが特徴です．人工呼吸器を装着し，反応の少ない重症児では，Rの値は時に，0.3～0.6が至適となることがあります．また，同じ寝たきりの状態でも，痙直型脳性まひは0.8～1.2，筋緊張の変動があるアテトーゼ型脳性まひは1.5～2くらいとまひの特性により大きく必要エネルギーが異なります．経験的に，参考となる活動係数Rと臨床的特徴を表1-1に示しました．

表1-1 Ⓐ 栄養所要量と臨床的特徴　（R＝体重当たりの必要栄養摂取量／年齢別体重当たりの標準基礎代謝量）

	A：高エネルギー消費群 （R≧2）	B：低エネルギー消費群 （R≦1）	C：中間群（1＜R＜2） 多くがこの範囲に入る
臨床的特徴	●筋緊張の変動が激しい，不随意運動あり ●皮下脂肪が薄く筋肉量が多い ●刺激に対する反応性が高い ●アテトーゼ混合型脳性まひ ●移動能力がある ●努力性の呼吸，咳き込みが多い	●筋緊張の変動がない，動きが少ない ●皮下脂肪が厚く，筋肉量が少ない ●痙直型脳性まひ ●移動しない ●刺激に対する反応が少ない ●気管切開，人工呼吸器の装着 ●呼吸に努力を要しない	**（1＜R＜1.5）まで** ●経管栄養のケース（経口摂取よりエネルギー効率がよいと考えられる） ●B群の特徴のいくつかをもっている **（1.5＜R＜2）** ●経口摂取 ●A群の特徴のいくつかをもっている

（侵襲係数が高い特殊な状態を除く）

表1-1 Ⓑ 基礎代謝量と成長に伴う組織増加分のエネルギー（エネルギー蓄積量）

	男性			女性		
年齢	基礎代謝基準値 (kcal/kg体重／日)	基礎代謝量 (kcal/kg)	エネルギー蓄積量 (kcal／日)	基礎代謝基準値 (kcal/kg体重／日)	基礎代謝量 (kcal/kg)	エネルギー蓄積量 (kcal／日)
0〜5(月)	―	―	115	―	―	115
6〜8(月)	―	―	15	―	―	20
9〜10(月)	―	―	20	―	―	15
1〜2(歳)	61.0	700	20	59.7	660	15
3〜5(歳)	54.8	900	10	52.2	840	10
6〜7(歳)	44.3	980	15	41.9	920	20
8〜9(歳)	40.8	1,140	25	38.3	1,050	30
10〜11(歳)	37.4	1,330	40	34.8	1,260	30
12〜14(歳)	31.0	1,520	20	29.6	1,410	25
15〜17(歳)	27.0	1,610	10	25.3	1,310	10

●基礎代謝量(kcal/日)は，基礎代謝基準値(kcal/kg体重／日)×基準体重(kg)として算出．

（厚生労働省：日本人の食事摂取基準2015年度版）

適切な栄養成分

栄養不良とその対応について，タンパク質と微量元素に関して説明します．

① タンパク質

医療的ケア児でみられる低アルブミン血症に関しては，タンパク製剤を投与しても，改善しないことが多いです．そのような例に対しては，(1)反復する感染のコントロール，(2)BCAA（分枝鎖アミノ酸）豊富な栄養剤の投与，(3)カルニチンの投与，(4)NPC/N比（非タンパクエネルギー〔kcal〕/窒素〔g〕）を上げる，(5)MCT（中鎖脂肪酸）添加の栄養剤あるいはパウダーでのMCT投与，(6)抗てんかん薬など，多剤併用になっているときは，肝代謝型の薬剤を減らす，あるいは腎排泄型の薬剤に変更する，などが臨床経験上有効です．NPC/N比は，（非タンパクエネルギー〔cal〕/窒素〔g〕）で示されます．小児では200～250kcal/N，成人では150～200kcal/Nが望ましいとされています．タンパク合成を有効に行うには一定のエネルギーが必要となります．上記の考えに基づき，難治の低アルブミン血症と浮腫を示す成人重症者の方に，ＢＣＡＡとカルニチンの同時投与をして低アルブミン血症と浮腫が劇的に改善した症例が報告されています[1]．

② 微量元素

医療的ケア児は食品や栄養剤の選択により，タンパク質，脂質，電解質，ビタミン，食物繊維，微量元素などが不足する恐れがあり，欠乏症状について知っておく必要があります．表1-2に重症児（者）で報告されている微量元素等の栄養成分の欠乏，過剰の症状のまとめを記しました．日本では，食品の経管栄養剤の多くが，銅や亜鉛の含有量を調整してきましたが，医薬品の中には，まだ不十分な含有量のものが多いです．また食品やアレルギー用ミルク，特殊ミルクなどの中に，ヨウ素やカルニチン，ビオチン，セレンなどの微量元素の欠乏したままで発売されているものも多くみられます[2]．亜鉛欠乏による皮膚炎，下痢，味覚障害，免疫能低下，銅欠乏による貧血，好中球減少，セレン欠乏による心筋症，爪床部白色変化などが知られています．またヨード欠乏による甲状腺機能低下症，カルニチン欠乏による，意識障害や低血糖を伴う全身状態の急激な悪化，ビタミンK欠乏による，出血傾向や骨の脆弱化にも留意を要します．また経口摂取の場合は食事の全量が確実に摂取されていない場合があるので注意が必要です．ピボキシル基をもつ抗生剤の長期投与で，カルニチン欠乏が起こることに留意します．微量元素欠乏時は，栄養補助食品などで補給します．ココアなどの食品でも銅，亜鉛を補給できます．カルニチン，ビオチン，ビタミンK，鉄は医薬品で補給できます．ヨウ素の補給には粉末だしや昆布茶などの食品も有用です．また，このとき，亜鉛と銅の摂取量は10：1前後の比が大きく崩れないようにするのが望ましいです．銅と亜鉛の吸収は消化管で拮抗し，亜鉛過剰は銅欠乏をきたすからです．

表1-2 重症児(者)で認められた微量元素等の栄養成分による問題点

主として欠乏による栄養障害	主として過剰によるもの，あるいは添加，併用による栄養障害
● アルブミン欠乏による易感染性，浮腫 ● 亜鉛欠乏による肢端性皮膚炎，脱毛，正球性貧血，味覚障害，創傷治癒の遅延 ● 銅欠乏による易感染性白血球，好虫球の減少，貧血，毛髪の縮れ毛，赤色化 ● カルニチン欠乏によるアンモニアの上昇，非ケトン性低血糖，活気の低下，全身状態不良，意識障害，心機能低下，腹満，ファンコニ症候群 ● セレン欠乏による心機能・心不全・爪床部分の白色化（例：アレルギー用ミルク，ケトンフォーミュラの長期投与） ● ビオチン欠乏による湿疹，毛髪の異常，精神障害，神経症状（アレルギー用ミルクの長期使用） ● ヨウ素欠乏による甲状腺機能低下，甲状腺腫 ● ビタミンB6欠乏による痙攣重積 ● 食物繊維欠乏による偽膜性腸炎，小腸絨毛の萎縮，腸管機能の低下，下痢，便秘 ● クロールの少ない栄養剤による，低クロール性代謝性アルカローシス ● 塩分摂取量不足，あるいは消化液喪失による低ナトリウム血症，低クロール血症 ● ビタミンK欠乏による，出血傾向，消化管出血，骨の脆弱性 ● 長鎖不飽和脂肪酸の欠乏による末梢循環障害，アレルギーの増悪，免系状態の悪化 ● 経管栄養剤長期投与によるケイ素欠乏 ● リン欠乏によるリフィーディング症候群 ● ビタミンD欠乏，リン欠乏による骨軟化症 ● 栄養不良によるタンパク異化による尿素窒素，アンモニア上昇	● 亜鉛の過剰による銅の欠乏，その結果としての好中球減少，貧血，易感染性 　例1：亜鉛製剤プロマック（ポラプレジンク）連続投与中の銅欠乏による白血球減少 　例2：亜鉛栄養剤過剰補給による，銅欠乏 ● 銅の補給の過剰による亜鉛欠乏 ● マンガン過剰によるパーキンソニズム（例：中心静脈栄養での微量元素添加による，大脳基底核にマンガンが沈着して出現） ● 卵，大豆，牛乳などアレルゲン成分含有の栄養剤によるアレルギーによる下痢，湿疹 ● タンパク過剰による尿素窒素の上昇 ● 水過剰による低ナトリウム血症による水中毒 ● カルバマゼピン併用によるバゾプレシン分泌過剰症のための低ナトリウム血症 ● バルプロ酸投与，あるいはピポキシル基をもつ抗生剤投与におけるカルニチン欠乏 ● 肝代謝型抗てんかん剤の多剤併用による低アルブミン血症 ● バルプロ酸併用によるファンコーニ症候群のためのカルニチン，ビタミンD，リンの欠乏

胃ろうからの ミキサー食投与の意味

半固形化栄養剤としてのミキサー食は，(1)胃食道逆流の頻度を減少させる，(2)液体の栄養剤注入でしばしば認める，ダンピング症候群による血糖値の変動を減少させる，(3)注入時間の短縮で本人や介護者双方のQOLが向上する，などのメリットがあります．また，在宅では，通常家族で食べている食事をミキサー食にして注入することで，(1)人工的な栄養剤では，補えない栄養素を補給できます．例えば，ケイ素やルビジウムなどの微量元素は，生体に必要なことはわかっていますが，摂取基準は定められておらず，人工的な栄養では不足することが予測されます．ミキサー食では，多様な食品摂取で補給できる可能性があります．(2)家族と一緒のものを部分的に摂取することで，家族の絆が深まる，などのメリットがあります．表1-3に注入する食品と，補給されることが判明している栄養成分を示しました．また，生体には必要ですが，その栄養学的意味が判明していない栄養素をも摂取できている可能性があります．

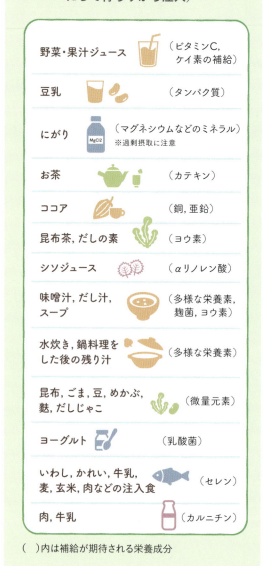

表1-3 多様な食品の投与例（ミキサー食にして胃ろうから注入）

食品	補給が期待される栄養成分
野菜・果汁ジュース	ビタミンC，ケイ素の補給
豆乳	タンパク質
にがり	マグネシウムなどのミネラル ※過剰摂取に注意
お茶	カテキン
ココア	銅，亜鉛
昆布茶，だしの素	ヨウ素
シソジュース	αリノレン酸
味噌汁，だし汁，スープ	多様な栄養素，麹菌，ヨウ素
水炊き，鍋料理をした後の残り汁	多様な栄養素
昆布，ごま，豆，めかぶ，麩，だしじゃこ	微量元素
ヨーグルト	乳酸菌
いわし，かれい，牛乳，麦，玄米，肉などの注入食	セレン
肉，牛乳	カルニチン

（　）内は補給が期待される栄養成分

終わりに

重症児(者)の栄養は，家族，訪問看護師，ヘルパー，主治医が，加えて入院の場合は，病棟スタッフや栄養サポートチームが栄養状態や投与栄養法や内容についての情報を共有しておくことが最も重要です．栄養不良を早期に発した場合，チームで対応を検討し，早期の対策をたてることが重要です．

参考文献
1) 口分田政夫：重症心身障がい児の在宅栄養．小児外科，45（12）：1346-1353，2013．
2) 大森啓充，他：重症心身障害児(者)の栄養—微量元素，特にセレンとカルニチンについて—．日本臨床栄養学会雑誌，33：31-38，2012．
3) 口分田政夫，永江彰子：重症心身障害児の栄養管理．静脈経腸栄養，27（5）：21-28，2012．
4) 厚生労働省：日本人の食事摂取基準(2015年版)．

Part1 ミキサー食を知ろう

4. 食材別の**ポイントと工夫**

　ミキサー食を作ってみましょう．
　食材ごとのポイントを押さえ，ミキサーにかけます．食材によって滑らかな状態にするにはコツがありますが，コツさえつかめばどんな食事も滑らかな状態になります．ミキサーは，種類や性能によるため次項（p.16）でお勧めした種類のものを使用し，食材がミキサーの容器の中でスムーズに撹拌されていることを確認した状態で1分ほどしっかりとかけます．容器に入れる食材が少な過ぎたり，水分が足りないとうまく回らないこともあるため，食材別のポイント，ミキサーのかけ方を確認して滑らかな状態にしましょう．食材の温度や水分含有量でもできあがりに差がでるため，必ずできあがりの状態を確認しましょう．

主食

ポイント
温かい状態で，水分によく浸し膨潤してからミキサーにかけます．

ごはん　50gに対してお湯100〜150mL（2〜3倍）を加えます．ごはんは温かいものを使用します．

おかゆ　そのままミキサーにかけられます．酵素入りゼリー食の素（スベラカーゼ〔フードケア〕等）を使用するとプルンとしたプリン状おかゆになり，滑らかで注入しやすくなります．食材と一緒に水分代わりにミキサーにかけることもでき，栄養価もアップします（酵素入りゼリー食の素を使用する場合は，70〜80℃の温度帯で1分以上ミキサーにかける必要があります．冷凍して解凍する際に加熱してしばらくすると同じ状態になります）．

食パン 1/2枚，**ロールパン**（30g）
約2〜3倍の水分を加えミキサーにかけます．

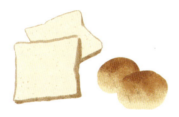

うどん，スパゲティ
同量の水分を加えミキサーにかけます．

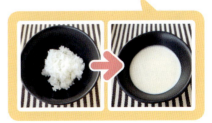

主菜（肉や魚）

ポイント

煮物，揚げ物，焼き物ごとで水分含有量が異なるため，料理によって加水量は異なります．食材の重量と同量程度の水分量で調整します．

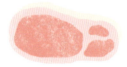 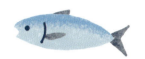 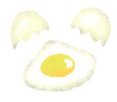

肉 同量程度の水分を加えます．ウインナーやベーコンの皮やかたい部分に注意します．

魚 同量程度の水分を加えます．フライなど衣のついたものはお湯で衣をふやかしてからミキサーにかけるとよいでしょう．

卵 スクランブルエッグや目玉焼きに対して同量の水分を加えます．温泉卵の場合はそのままかけられます．

 豆類（煮豆，納豆など） 納豆と同量の豆乳とたれを加えるとおいしくでき，栄養価アップ．

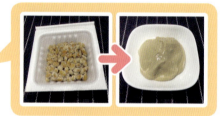

全体のポイント

 Point 1 水分は少ない量から入れてミキサーにかけ，少しずつ足して滑らかさを調整しましょう．

 Point 2 ミキサー食調整後（または滑らかなミキサー食を作っても），時間が経つとかたくなることがあります．作ったら速やかに注入できるよう準備するか，注入前にかたいと感じたら水分を足しましょう．

 Point 3 できあがりはスプーンですくったときに，ポタポタしてトロリと垂れるくらいの状態です．

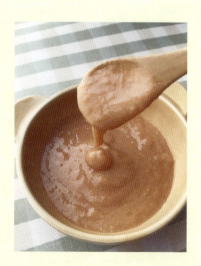

副菜（芋類，野菜，果物）

> **ポイント**
> 旬のもの，冷凍のものなど，食材のもつ水分量や調理法によってできあがりが異なります．生野菜は小さく切り，レンジで温め温野菜にすると扱いやすいです．

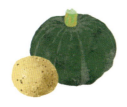

ジャガイモ，カボチャなど　同量〜2倍の水分を加えミキサーにかけます．温かいほうがミキサーにかかりやすいです．

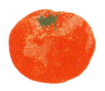

トマト　皮をむいて（冷凍して流水で流しながらめくるとつるんとむけます）ミキサーにかけます．種は詰まりやすいので濾すなど注意しましょう．

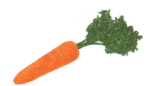

ニンジン　ゆでて温かい状態でミキサーにかけます．バターなど油脂と一緒にかけると加水量が少なく栄養価もアップします．

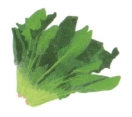

ホウレンソウ　ゆでた葉先のやわらかい部分を使用するとミキサーにかかりやすいです．繊維を断ち切るようにカットしてからミキサーにかけましょう．豆腐や醤油などでふやかした海苔などと一緒にかけるとまとまりよく，栄養価もアップし注入しやすいでしょう．

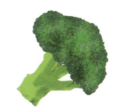

ブロッコリー　茎の部分はかたいので小さく切って水分を加えミキサーにかけます．マヨネーズやドレッシングなどと一緒にかけるとよいでしょう．

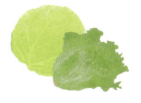

キャベツ，レタス　水分が多いため，3分の1〜半量の水分で調整します．サラダなどは湯通しや電子レンジなどで加熱すると，青臭みを抑えミキサーにかかりやすくなります．

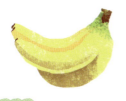

バナナ　バナナの重さの半分量の水分を加えます（1本100gの場合50mL程度）．牛乳やヨーグルトにすると栄養価アップ．

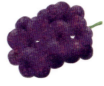

リンゴなどフルーツ　皮をむいて種や芯をとり，そのままミキサーにかけます．よく撹拌すれば皮ごとかけられます．水分が多いため，サラサラの場合はバナナやヨーグルトなど粘度のあるものと一緒にかけるとよいでしょう．生より，コンポートや缶詰のものなどもミキサーにかかりやすくオススメです．

5. 用意するもの

Part1 ミキサー食を知ろう

調理と注入に必要なもの

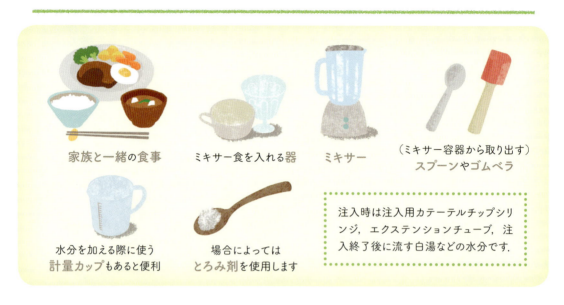

ミキサーの選び方

　胃ろうに注入するための滑らかなミキサー食を作るには，まず図1-3〜6のようなミキサーを使用します．毎食家族の分を取り分けて少量を作る場合や大量に作って作り置きする場合など，調理する方が作りやすい用途に合わせて選びます．

　ジューサータイプのミキサー（図1-3）は，大容量のため作り置きに向いています．野菜のポタージュや果物のスムージーなど，家族も一緒に楽しむことができます．主食であるおかゆや麺類などのミキサー食も大量に作って冷凍保存しておくと便利でしょう．

　ミルサータイプのミキサー（図1-4）は，1食分など少量を家族のものと取り分けて作るときなどに向いています．

　ミルサータイプは熱いものを入れると容器が膨張して割れたり，破裂の原因になりますので，人肌〜60℃以下まで冷ましてから使いましょう．

　ハンドブレンダー（図1-5）は付属の縦長のカップに食材を入れて使用したり，ボールや鍋に直接入れて使用することもできて手軽です．また，充電式のコードレスタイプもあり，おでかけやバーベキューなど野外で一緒に食事を楽しむことも．

　ミキサーにはさまざまな種類がありますが，フードプロセッサー（図1-6）は，機種によってはみじん切りに近いやや粒がある状態となり，滑らかなペースト状になりにくい機種もあるため注意が必要です．

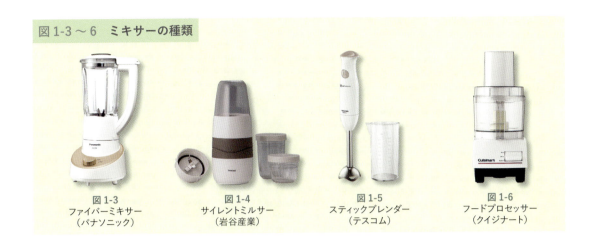

図1-3～6 ミキサーの種類

図1-3	図1-4	図1-5	図1-6
ファイバーミキサー（パナソニック）	サイレントミルサー（岩谷産業）	スティックブレンダー（テスコム）	フードプロセッサー（クイジナート）

とろみのつく食材やとろみ剤を使って，ミキサー食に適度なとろみをつける

　胃ろう食に適するかたさ（粘度）はヨーグルトからマヨネーズ状です．とろみの状態は，スプーンからポタっと落ちるくらいが目安です．水分の量が多く，ミキサー食が緩い液状になってしまった場合は，適度にとろみをつける必要があります．ごはんやパン，イモ類やはんぺんなど粘性のある食材を加える場合もありますが，簡単に適度なとろみをつけるにはとろみ剤が便利です．とろみ調整食品などには種類があり，胃ろう食に適したものは液体や食材にとろみをつけるタイプのものと，おかゆや麺類をミキサーにかけたときのべたつきを解消しゼリー状にする（ゲル化）酵素入りゼリー食の素があります（図1-7～10）．

　前者は少量でとろみがつくパワータイプのものもあります．後者を使用した主食は滑らかでシリンジで押しやすくなり，注入しやすくなるメリットもあります．どちらも慣れるまでは作り方にコツが必要ですが，とても便利です．必要に応じて使い分けるとよいでしょう（「主食」p.13参照）．

図1-7～10 いろいろなとろみ調整食品など

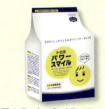 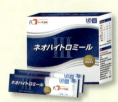 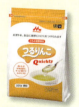 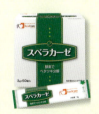

図1-7 トロミパワースマイル（ヘルシーフード）	図1-8 ネオハイトロミールⅢ（フードケア）	図1-9 つるりんこ（クリニコ Quickly）	図1-10 スベラカーゼ（フードケア）

参考文献
1) 神奈川県立こども医療センター：NST 胃ろうからミキサー食注入のすすめ．神奈川県立こども医療センターNST「ミキサー食注入プロジェクトチーム」，2014．
2) 長野県立こども病院：はじめてみよう！胃ろうからの半固形流動食短時間摂取法．
3) 合田文則：胃瘻からの半固形短時間摂取法ガイドブック　胃瘻患者のQOL向上をめざして．医歯薬出版，2006．
4) 合田文則：胃瘻からの半固形化栄養材をめぐる問題点とその解決法．静脈経腸栄養，23：37-43，2008．

6. 調理手順

Part1 ミキサー食を知ろう

ミキサー食を作ってみましょう

　まずは手をしっかり洗いましょう．ミキサー食は細菌が非常に繁殖しやすい形状のため，手や器具などは清潔にして，おなかに食中毒菌が侵入しないように気を付けましょう．

　食事に適度な水分を加え，ミキサーで粒が残らないように滑らかにします．特に気を付けることは，食事のかたさ（粘度）と粒が残らない滑らかさ，温度です．

　ミキサーは適度な食材と水分の量を加えて1分ほど撹拌すると，滑らかになります．ミキサーの種類や食材によってできあがりの滑らかさや滑らかになるまでの時間が異なります．1分は意外に長いと感じる時間なので，コツをつかむまでは計ってみるとよいでしょう．また機種によって，1回で使用できる時間に制限があり故障の原因となるため，連続運転可能な時間を確認しましょう．ミルサータイプの密閉する容器に熱いものを入れて使用すると，容器が割れたり破裂の原因になりますので十分に注意してください．

　食事のかたさは前述したとおり，ヨーグルトからマヨネーズ程度のかたさです．温度は胃に直接注入するため，熱過ぎたり冷た過ぎることのないよう常温から人肌程度にしましょう．

　ミキサーでよく撹拌すれば濾す必要はありませんが，詰まりが心配で始めにくい方は，慣れるまでミキサーにかけたあとにザルなどで濾してもよいでしょう．滑らかな状態にしたら，ゴムベラなどを使い食器によそえば完成です．

ミキサーを使って滑らかにするための使用ポイント

　滑らかなミキサー食を作るためのポイントは，ミキサーが流動状に撹拌されるのに十分な量の食材と，ミキサーをかける時間と水分量です．食材と水分をミキサーに15秒程度，30秒，1分以上かけたものではできあがりの滑らかさが異なります（図1-11）．最初は少し面倒でも，時間を計ってみましょう．また，食材ごとで滑らかにするためのミキサーにかける時間や水分の量には差があるため，慣れるまでは「4. 食材別のポイントと工夫」（p.13）を参考にしましょう．

注入の手順

　3章「3. ミキサー食注入の実際」（p.68）を参照してください．

図1-11 ミキサーの撹拌時間別できあがり

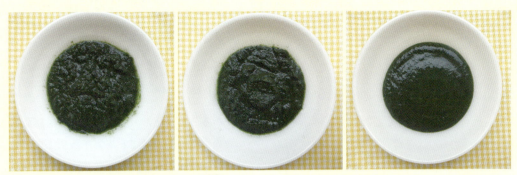

ホウレンソウ（左から15秒，30秒，1分以上撹拌）

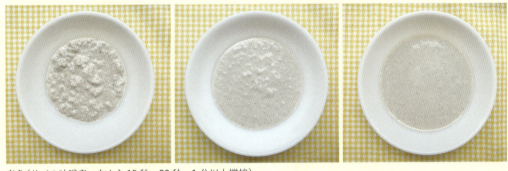

煮魚（サバの味噌煮　左から15秒，30秒，1分以上撹拌）

片付け

　お皿やスプーンと同じように，使用したエクステンションチューブやシリンジは中性洗剤で洗います．汚れが落ちにくくなるため，使用後はすぐに洗浄しましょう．

　エクステンションチューブの洗浄は，胃ろうチューブあらい「あらいくん」®（図1-12）や幼児用のストローマグを洗うブ

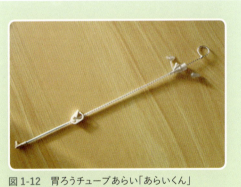

図1-12 胃ろうチューブあらい「あらいくん」
（写真は鈴木貴代様製作のもの）

ラシなどを使うと便利です．洗ったらいずれもよく乾かしましょう．とりはずせるエクステンションチューブの汚れ対策には，家庭では市販の泡洗浄スプレーを使うと便利です．チューブ型を使用する場合は，酢を水で薄めてしばらく充填させておく方法もあります．

7. ミキサー食を始める注意点

Part1 ミキサー食を知ろう

 ### 1 始めるときは

　胃ろうからミキサー食注入を始めるとき，進め方や量，内容については離乳食の考え方と同じように行います．母乳のみで育ってきた赤ちゃんが，いきなりいろいろな食材が食べられないように，栄養剤に慣れた体が他の食材を消化，吸収できるように，ひとさじずつ食べて消化器官を慣らしていくようにします．開始するためには条件がありますので，まずは主治医に相談しながら，少しずつ進めていくことが大切です．

 ### 2 アレルギーに注意

　特に気を付けたいのはアレルギーが疑われる場合です．食物アレルギーは，食事をしたときに体が食べ物を異物として認識し，自分の体を守るために過敏な反応を起こすことです．主な症状は，皮膚がかゆくなったり，蕁麻疹，咳が出るなど皮膚，呼吸器，消化器官，神経，循環器と症状はさまざまです．

　重篤な場合には，意識がなくなったり血圧が低下してショック状態になるなどのアナフィラキシーショックを発症し，命に関わることもあります[1]．

　家族にアレルギーのある人がいたり，アトピー性皮膚炎があるなど食物アレルギーであることが疑われる場合は，事前に血液検査を行い参考にする場合があります．しかし，数値にかかわらず症状の出現に関しては違いがあることから，検査する場合は使用する頻度が高い食材（卵黄，卵白，米，小麦，牛乳，鶏肉，ジャガイモ，大豆など）を確認し，しない場合は離乳食と同じように，少量から始めてだんだん増やしていくとよいでしょう（3章「4．ミキサー食と食物アレルギー」p.69 参照）．

　また，もともと口からごはんを食べられていた人も，栄養剤のみを使用していた期間が長い場合は注意が必要です[3]．

 ### 3 体重の増減に着目しましょう

　今まで栄養剤の投与のみでエネルギーをはじめ決まった栄養量を摂取していたものが，さまざまな食事を摂ることで，摂取する栄養量も食事の内容によって変わってきます．髪の毛や肌のつや，活気があるかどうかなど，栄養量だけでなくお子さん自身の様子を確認するのはもちろんですが，エネルギーをはじめとした成長に必要な栄養が足りているか指標として確認したいのは『体重』です．ミキサー食注入を開始してからの体重は，毎月1回など定期的にチェックしてみましょう．未就学児の場合は母子手帳などの身長・体重の変化を確認

する成長曲線を使うとよいと思います．標準枠に入っていなくても，曲線に沿って増加しているかを確認してみましょう．

4 ミキサーのかたさ（粘度）に注意

　ミキサー食は，ヨーグルトからマヨネーズ状のかたさになるように作ります．作ったミキサー食が緩すぎる場合はとろみ剤などで調整します．適した粘度で注入することで，液体栄養剤を用いて経管栄養管理を行っている方が経験することがある下痢，胃食道逆流やダンピング症候群の症状が改善することが近年報告されています．

5 注入中の様子で気を付けること

　注入中は，お子さんの顔色などいつもと変わらないか様子をよく見ながら進めます．胃に食事を入れると，唾液が増えたり口をもぐもぐと動かす様子が見られることがありますが，ダンピング症候群や低血糖症状に見られるような冷や汗，意識消失といった症状には注意しましょう．それらの症状の予防のためにも，ミキサー食の注入速度が速すぎないように気を付けてください（3章「3．ミキサー食注入の実際」p.68 参照）．

　体調や体重の増減によっては，消化の良い食事のミキサー食に変えたり，もともと注入していた経腸栄養剤を活用することも考えます．心配なときは主治医に相談しましょう．

6 うんちに注目

　栄養剤にはうんちを形にする要素の一つ，食物繊維が入っていないものがあります（エンシュア®やラコール®等）．今まで形のないドロドロしたうんちだったものが，ミキサー食にすることで，食べたものによってうんちの形や色，においが変わってきます．うんちの形は，ブリストルスケール（図1-13）を参考にしてみましょう．

　ミキサー食を始めて便秘になってしまう場合もあります．主治医に相談して薬でコントロールする場合もありますが，食事内容の見直しや水分が足りているかも重要ですので，その際は管理栄養士の栄養相談が受けられるよう主治医と相談するのがよいでしょう．

7 ミキサー食の保存について

　ミキサー食は，一度に大量に作って製氷皿やタッパーなどに小分けして入れ，保存しておくと便利です．通常の食事よりも水分が多く食中毒菌が繁殖しやすいため，保存には注意が必要です．菌を「つけない」，「増やさない」，「やっつける」，食中毒予防の3原則を守ることが大切です．まず，食中毒菌を食べ物につけないために，調理前や生鮮食品を取り扱う前には石けんなどをつけてよく手を洗い，まな板や包丁などの調理器具も清潔なものを使います．細菌の多くは10℃以下では増殖が遅くなり，－15℃以下では増殖が停止するため，食材や調理済みの食品は常温で放置せず，速

図 1-13　ブリストルスケール

タイプ 1	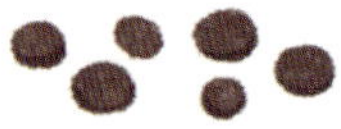 硬くてコロコロの兎糞状の（排便困難な）便
タイプ 2	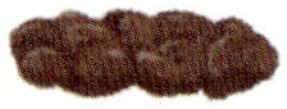 ソーセージ状であるが硬い便
タイプ 3	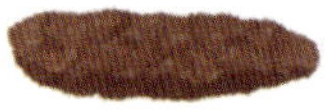 表面にひび割れのあるソーセージ状の便
タイプ 4	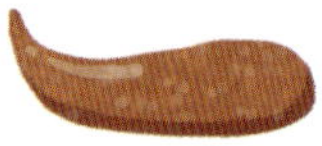 表面が滑らかで軟らかいソーセージ状，あるいは蛇のようなとぐろを巻く便
タイプ 5	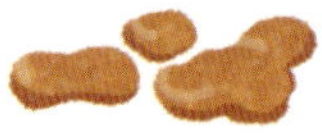 はっきりとしたしわのある軟らかい半分固形の（容易に排便できる）便
タイプ 6	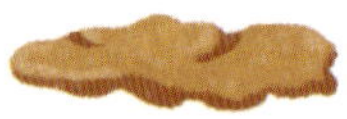 境界がほぐれて，ふにゃふにゃの不定形の小片便．泥状の便
タイプ 7	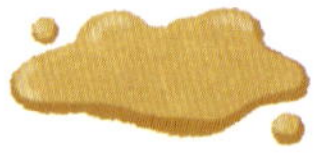 まったくの水状態．水様で，固形物を含まない液体状の便

(O'Donnell LJ, Virjee J, Heaton KW: Detection of pseudodiarrhoea by simple clinical assessment of intestinal transit rate. BMJ, 1990.)

やかに冷蔵庫や冷凍庫に入れましょう．また，ほとんどの食中毒菌は加熱によって死滅するので，食品の中心部までよく加熱しましょう（ノロウイルスは 85℃ 1 分以上で失活するため，食品は 85 〜 90℃，90 秒以上で加熱しましょう）[4]．特に肉や魚料理はよく加熱し，調理器具も使ったら速やかに洗浄し，熱湯をかけたり台所用殺菌洗剤などで消毒を心がけましょう．

通常の食材は冷蔵庫保存が 3 日程度，冷凍保存は 1 ヵ月以内を目安にします．ミキサー食の場合はできるだけ早く食べましょう．

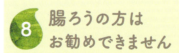

8 腸ろうの方はお勧めできません

腸は胃と異なり固形物を貯めておくことができず，また胃に注入するものよりもさらに消化された食物の状態である必要があるため，腸ろうの方へのミキサー食注入はお勧めできません．

参考文献
1) 日本小児アレルギー学会食物アレルギー委員会：食物アレルギー診療ガイドライン 2012 ダイジェスト版，2011．
2) 髙見澤滋：胃瘻からのミキサー食注入のすすめ．臨床栄養，129（5）：665-669，2016．
3) 長野県立こども病院（編）：はじめてみよう!! 胃ろうからの半固形食短時間摂取法
   http://nagano-child.jp/overview/public_relations#intake（2017 年 12 月 6 日アクセス）
4) 厚生労働省：ノロウイルスに関する Q&A．p.8, Q15, 2004 年作成 2018 年最終改定．

column 必要な栄養や水分についても知っておけば安心

　栄養量の目安は，日本人の食事摂取基準（厚生労働省）に性別や年齢，活動量等を考慮したものが記載されていますが，障がいのあるお子さんは個人差も大きいため（体格，緊張の強さや呼吸状態，薬剤の影響など），家庭では目安として表1のような簡単な表を用いてもよいでしょう．もちろん，かかりつけの病院や施設で主治医や管理栄養士に確認してもらっても安心です．

　また，ミキサー食は滑らかにするために水分を加えて作ります．食材にはもともと含まれている水分もあるため，さらに食材と同量程度の水分を加えるとミキサー食の全体の約80〜90％が水分となる場合もあります（食材によります）．

　ミキサー食以外に，計算したこれだけの水分が食事以外に必要ということではありませんので，加える水分や食材の水分量も考慮してそこから不足する水分を補うよう考えます．

　また，子どもは大人よりも体重当たりに必要な水分量が多いため，脱水症を起こしやすく，水分だけでなく電解質にも注意し，乳幼児用イオン飲料やOS-1（大塚製薬）やソリタ水などを活用してもよいでしょう[1]．

表1　必要水分量とエネルギーの算出方法

	乳児（6ヵ月〜1歳未満）	幼児（6歳未満）	学童（12歳未満）
水分量（mL/kg/日）	120〜150	100〜120	60〜80
エネルギー（kcal/kg/日）	100〜120	80〜90	60〜70

表2　小児の必要水分量

年齢	1歳	2歳	4歳	6歳	10歳	14歳	18歳
水分量（mL/kg/日）	120〜135	115〜125	100〜110	90〜100	70〜85	50〜60	40〜50

算出例　【4歳で体重15kgの場合】

表1の水分，エネルギー量　……　水分量：100〜120mL×15kg＝1,500〜1,800mL
　　　　　　　　　　　　　　　　エネルギー量：80〜90kcal×15kg＝1,200〜1,350kcal
表2の水分量　……　100〜110mL×15kg＝1,500〜1,650mL

参考文献
1) 口分田政夫，永江彰子：重症心身障害児の栄養管理．静脈経腸栄養，27（5）：21-28，2012．
2) 田村文誉，水上美樹編著：上手に食べるために3．医歯薬出版，2016．
3) Richard EB, et al: Nelson textbook of pediatrics, 14th ed, W.B.Saunders, Philadelphia, 1992.

Part2

うちのレシピ

....

ここでは，ふだんおうちでミキサー食を作っている
お母さんたちの「実践メニュー」を紹介しています！
ぜひ，おいしいごはんを家族で召し上がれ

....

《レシピの見方》
- 材料などは，レシピをご紹介くださったご家庭の人数によるものがあります
- できあがりの滑らかさはヨーグルトからマヨネーズ状が目安です
 （滑らかさは水分等で調整してください）
- アレルギーは調味料を含めて7品目で表示しています
 （食材はメーカーによるものもあるので注意してください）

（家族で秋を楽しむメニュー）

のりのりさんちのレシピ 1　きのこのポタージュ

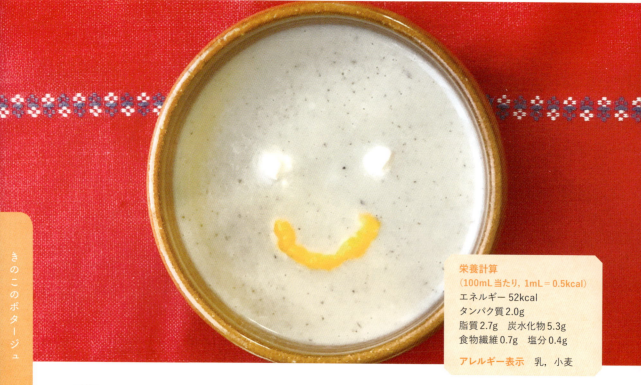

栄養計算
（100mL当たり，1mL＝0.5kcal）
エネルギー 52kcal
タンパク質 2.0g
脂質 2.7g　炭水化物 5.3g
食物繊維 0.7g　塩分 0.4g

アレルギー表示　乳，小麦

手順

1. 鍋でタマネギをバターでしんなりするまで炒め，キノコ（石づきを切り落として小さく切る）とジャガイモを加え，全体に油が回るまで炒めます
2. 水とコンソメを加え，ジャガイモに火が通るまで7〜8分くらい中火で煮込みます
3. 牛乳を加え，温めます
4. 塩こしょうで味を調えます
5. ブレンダーを鍋に入れて，滑らかになるまで撹拌して完成です

材料（3人分）

キノコ … 100g
ジャガイモ … 1個
タマネギ … 1/4個
バター … 10g
固形コンソメ … 1個
水 … 200mL
牛乳 … 300mL
塩こしょう … 少々

管理栄養士からのアドバイス

キノコのような繊維質のものも，繊維を断つように小さく切ってジャガイモなど自然なとろみがつく食材と一緒にミキサーにかけることで滑らかになりやすくなります．スープなどはハンドブレンダーを鍋に入れて撹拌します．

 わが家のコツ
★キノコはお好みで．わが家はシメジ，シイタケ，マイタケ，エノキタケなど．
★時短のために，ジャガイモは薄切りにしています．
★そのまま注入できます．

(簡単チーズソースがおいしい)

のりのりさんちのレシピ 2　ポテトグラタン

手順

1. ジャガイモは，一口大にカットしてくしが通るくらいの固さになるまでゆでて，湯を切っておきます（Ⓐに味がしっかりついているので，塩ゆではしません）

2. ジャガイモとⒶ（固形コンソメは手でくずして）を一緒にミキサーにかけ，塩こしょうで味を調えます

3. Ⓑをレンジで約15秒加熱し溶かします

4. 耐熱皿に **2** を入れ，好きな具材を乗せて，**3** をかけます（子ども用は鶏肉，ホウレンソウ，ニンジン〔食材：水＝1：1でミキサーにかける〕を入れました．大人用はとろけるチーズでもOK）

5. レンジ（600W）で2分くらい温めて完成です

材料（3人分）

ジャガイモ … 4個(約 300g)

Ⓐ
- 豆腐（絹ごし）… 150g
- 固形コンソメ … 1個
- 溶かしバター … 20g
- 牛乳または豆乳 … 120mL
- 塩こしょう … 少々

Ⓑ 注入用のチーズ（1人分）
- スライスチーズ（溶けないタイプ）… 1枚
- 牛乳 … 大さじ1

好きな具材

管理栄養士からのアドバイス

簡単にできるチーズソースはカルシウムがたっぷり摂れる万能ソース．レンジで温めることで注入しやすい形態を保てます．できあがりの注入しやすさはソースや牛乳で調整しましょう．

わが家のコツ

★ レンジの加熱時間は調整してください．

★ Ⓑのチーズは，冷めても固まらないので注入できます．他の料理にもアレンジしやすいですし，カロリーアップにもなります．

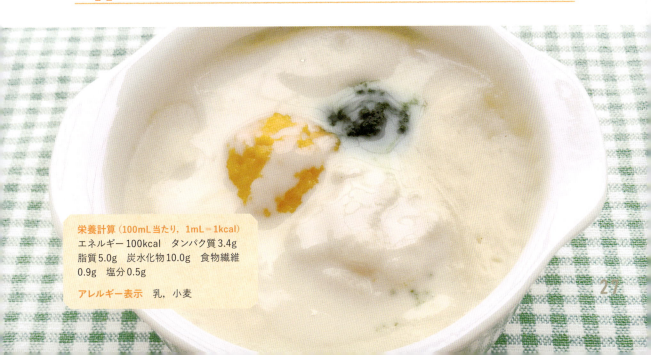

栄養計算（100mL当たり，1mL＝1kcal）
エネルギー 100kcal　タンパク質 3.4g
脂質 5.0g　炭水化物 10.0g　食物繊維 0.9g　塩分 0.5g

アレルギー表示　乳，小麦

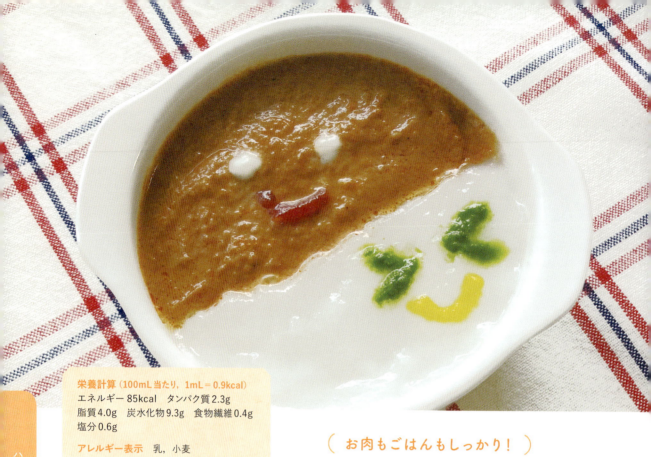

栄養計算（100mL当たり，1mL＝0.9kcal）
エネルギー 85kcal　タンパク質 2.3g
脂質 4.0g　炭水化物 9.3g　食物繊維 0.4g
塩分 0.6g

アレルギー表示　乳，小麦

（お肉もごはんもしっかり！）

のりのりさんちのレシピ 3
ハヤシライス

材料（3人分）
- 牛肉（こま切れ）… 200g
- マッシュルーム … 1パック（100g前後）（薄切り）
- タマネギ … 1個（薄切り）
- バター … 10g
- A
  - トマトジュース（食塩無添加）… 400mL
  - ケチャップ … 大さじ2
  - ウスターソース … 大さじ2
  - 醤油 … 小さじ1
- 砂糖 … 小さじ1
- 塩こしょう … 少々
- ミキサー粥 … 適量（p.43参照）

手順
1. タマネギをバターでしんなりするまで炒め，そこに牛肉とマッシュルームを加えてさらに炒めます
2. 1にAを加えて，ふたをしないで弱火〜中火で20分ほど煮込みます
3. 塩こしょう，砂糖で味を調え，1人分を滑らかになるまでミキサーにかけてルーを作ります
4. ミキサー粥にルーをかけて完成です

管理栄養士からのアドバイス
トッピングはケチャップやマヨネーズ，生クリームなどで気軽に子どもらしくかわいくしてみましょう．彩りよい野菜をミキサーにかけてソースにしてもよいでしょう．余った野菜ソースは冷凍しておくと便利です．

わが家のコツ

★ ミキサーにかけるときは，ハヤシライスのルー100gに牛乳を大さじ2〜3を足して固さを調整しています．

★ ミキサー粥には酵素入りゼリー食の素を使っています（p.43参照）．

ハヤシライス

（暑い日にぴったり）

のりのりさんちのレシピ 4
マシュマロミルクプリン

材料（3人分）

マシュマロ … 60g
牛乳 … 150mL

A フルーツの缶詰 … 30g
　 缶詰のシロップ … 小さじ1
　 レモン汁（お好みで）

手順

1 耐熱容器にマシュマロを重ならないように並べて牛乳を加え，レンジ（600W）で溶けるまで加熱します（約1分30秒加熱後，フォークなどでつぶし，さらに20〜30秒くらい）

2 粗熱が取れたら，冷蔵庫で固まるまで冷やします

3 Aをミキサーにかけます

4 2が固まったら皿によそい，3をかけます

栄養計算（100mL当たり，1mL＝1.3kcal）
エネルギー135kcal　タンパク質2.7g
脂質2.4g　炭水化物25.3g　食物繊維0.1g　塩分0.0g

アレルギー表示　乳

わが家のコツ

★ レンジで加熱する際に膨らむので，高さに余裕のある耐熱容器が最適です．
★ レンジの加熱時間は調整してください．
★ レンジ加熱後に溶けきらなかったマシュマロのダマが気になる際は，濾すかミキサーにかけるとよいです．
★ とても柔らかいので，完成後に取り分けるほうが簡単です．　★ そのまま注入できます．

レシピを教えてくれたのは…
のりのりさん

チューブ ● 14Fr
年齢 ● 8歳
胃ろうになった年齢 ● 11ヵ月
お気に入りレシピ ● きのこのポタージュ
作りやすいレシピ ● スープ

使用機材　イワタニ　ミルサー IFM-6PW，ハンドブレンダー　マルチクイックコードレス（ブラウン社 MR730cc）

胃ろうにしてよかったこと
・体調が良くなり入院が減りました．　・経口摂取の練習後に注入できること．
・家族と同じ食事を取れるので食事作りが楽しくやりがいもあり，本人が食事の時間を楽しみにするようになりました．

わが家の胃ろう食調理，提供の流れ
家族の料理を作る→ミキサーにかける→注入（みんなでごはん）

安全に実践するために　初めて胃ろう食を実践するママへ，これだけは気を付けて‼ と伝えたいこと

詰まらないようにできるだけ滑らかにします．経口摂取もする場合は，ミキサーにかける前後で味が変わることがあるので味見は忘れずにしたほうがよいと思います．

（スパゲティの定番）

けいちゃんちのレシピ 1　ミートソーススパゲティ

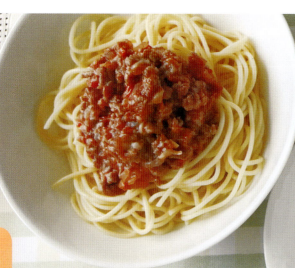

栄養計算（100mL 当たり，1mL＝0.7kcal）
エネルギー 71kcal　タンパク質 3.0g
脂質 1.9g　炭水化物 10.3g
食物繊維 0.6g　塩分 0.3g

アレルギー表示　小麦

管理栄養士からのアドバイス

ミートソースは作り置きしておき，おかゆやパン粥にかけてもよいでしょう．酵素入りゼリー食の素は使い方のコツがあります（p.43 参照）．粘度を保ち，スムーズに注入できるので活用してみましょう．

材料（4人分）

- スパゲティ麺 … 4人分
  （1人分乾麺で 80g 程度）
- 牛ひき肉 … 200g
- タマネギ … 中1個(200g)
- ニンジン … 1本(80g)
- シイタケ … 2個
- スープストック … 200mL
- 小麦粉 … 大さじ1
- トマトケチャップ … 1/2カップ
- 塩こしょう … 少々
- サラダ油 … 適量

〈ミキサー食調整用〉
- 水分 … 食材の同量
- 酵素入りゼリー食の素 …
  食材＋水分を合わせた重量の1％
  （100gに対して1g）

手順

1. フライパンに油を入れタマネギ，ニンジン，シイタケをみじん切りにして炒めます．飴色になるまで炒めます
2. 牛肉を入れよく炒め，小麦粉を入れてさらに炒めます
3. トマトケチャップ・スープストックを入れ，弱火で10分ほど煮ます
4. 塩こしょうで味を調えます
5. 家族の分と一緒に麺を（規定の時間）ゆで，ミキサーにかける分だけを残してさらに倍の時間ゆでます
6. ミートソースと麺をよくあえて，同量の水分と酵素入りゼリー食の素を入れてミキサーに1分半〜2分かけます
7. ミキサーのふたを開けて粒が残っていないか確認し，完成です

わが家のコツ

★ 大量に作って，冷凍ストックしています．
★ 酵素入りゼリー食の素を使うことで，ごはんや麺などの主食をミキサーにかけたときのベタつきが解消され，注入しやすくなります．

（子どもに大人気）

けいちゃんちのレシピ 2　ハンバーグ

管理栄養士からのアドバイス

ハンバーグの具にはたくさんの野菜が入るのでよいですね．シイタケなどのキノコはつまりやすいですが，ハンバーグにしたあとに食材と同量程度の水分でしっかりとミキサーにかけるとよいでしょう．

材料（4人分）

牛豚ひき肉 … 500g
タマネギ … 1個
ニンジン … 1本
シイタケ … 4個
卵 … 1個
パン粉 … 1/2 カップ
牛乳 … 大さじ3
塩こしょう … 少々
ナツメグ … 小さじ 1/2
サラダ油 … 適量

Ⓐ ソース
　ケチャップ … 大さじ5
　ソース … 大さじ3
　みりん … 大さじ2
　酒 … 大さじ1

Ⓑ 目玉焼き
　卵 … 1個

〈ミキサー食調整用〉
水分 … 食材の半量〜同量
酵素入りゼリー食の素 …
　食材＋水分を合わせた重量の1％
　（100gに対して1g）

栄養計算
（100mL当たり，1mL＝0.8kcal）
エネルギー 78kcal　タンパク質 5.0g
脂質 4.3g　炭水化物 4.3g
食物繊維 0.4g　塩分 0.4g

アレルギー表示　乳，小麦，卵

手順

1. タマネギ，ニンジン，シイタケをみじん切りにして炒めます

2. ボウルに，1とひき肉，卵，パン粉，牛乳，塩こしょう，ナツメグを入れ，よく混ぜてこねます

3. 2を油をひいたフライパンでよく焼いて一度皿に移し，肉汁の残ったフライパンにⒶを入れて煮詰め，ソースを作ります

4. Ⓑの卵を使って目玉焼きを焼きます

5. ハンバーグとソース，目玉焼き，水分（目玉焼き＋ハンバーグの半量〜同量）をミキサーに入れて，1分半〜2分かけます

6. ミキサーのふたを開けて粒が残っていないか確認し，完成です

わが家のコツ
★ 普段はおかゆやごはんとおかずを一緒に入れることもあります．その場合も同量程度の水分を入れています．

（おいしく朝ごはん）

けいちゃんちのレシピ 3
コーンスープ＆パン

管理栄養士からのアドバイス
コーンの皮は残りやすいため，粒のないクリームタイプのみを使用してもよいでしょう．皮が詰まることが気になる場合はざるなどで濾します．

手順
1. コーンクリーム，牛乳を鍋に入れて温めます
2. パンの耳を切り，4等分します
3. **2**のパンとスープ200mLを合わせて，ミキサーに1分半〜2分かけて完成です

わが家のコツ ★家族の分のスープはミキサーにかけずいただきます．

材料（4人分）
コーンスープ
コーンクリーム
　（食塩添加）400g … 1缶
牛乳 … 400mL
パン
食パン（6枚切り）… 1人1枚

栄養計算
（100mL当たり，1mL＝1.2kcal）
エネルギー120kcal　タンパク質4.2g　脂質2.7g　炭水化物20.0g
食物繊維1.2g　塩分0.7g

アレルギー表示　乳，小麦

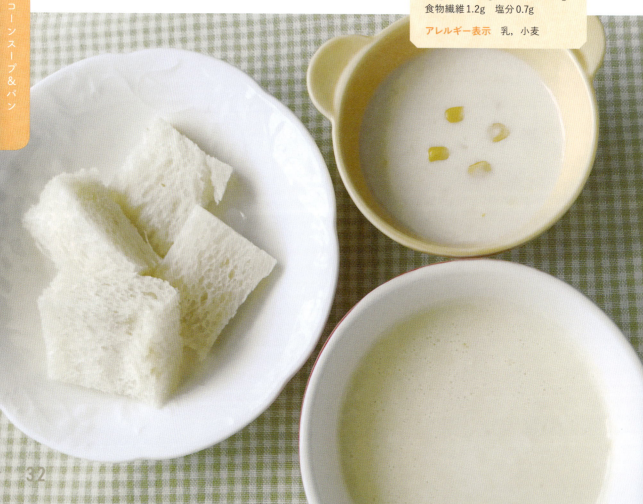

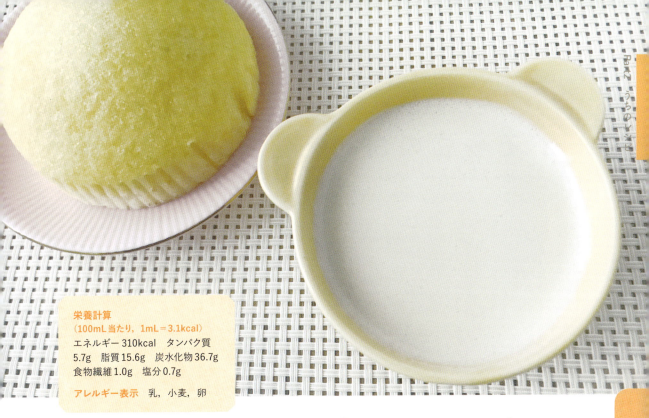

栄養計算
（100mL当たり，1mL＝3.1kcal）

エネルギー 310kcal　タンパク質 5.7g　脂質 15.6g　炭水化物 36.7g　食物繊維 1.0g　塩分 0.7g

アレルギー表示　乳，小麦，卵

材料（1人分）

粉ミルク … 100mL
蒸しパン … 1個（90g）
ヨーグルト … 大3

管理栄養士からのアドバイス

手軽に手に入り，栄養価も高い蒸しパンは朝食やおやつなどに最適です．ミキサーにかけるとき使う水分を，粉ミルクを使うことで栄養価アップしている工夫がよいですね（粉ミルクの代わりに栄養剤でもよいでしょう）．

（ ごはんにもおやつにも ）

けいちゃんちのレシピ 4

ミルク蒸しパン

手順

1. 粉ミルク，蒸しパン，ヨーグルトをミキサーに1分かけます

2. ミキサーのふたを開けて粒が残っていないか確認し，完成です

レシピを教えてくれたのは…　けいちゃん

チューブ ● 16Fr
年齢 ● 5歳
胃ろうになった年齢 ● 2歳

お気に入りレシピ ● ミートソーススパゲティ
作りやすいレシピ ● うどん・スープ系

✿ 使用機材　Vitomix PROFESSIONAL SERIES 750(VM0173C)，IWATANI ミルミキサー IFM-S10G

🏠 **わが家の胃ろう食調理，提供の流れ**
家族の料理を作る→ミキサーにかける→余りを冷凍→冷凍ストックからさらに食べさせたいものを解凍して温め→注入（みんなでごはん）

❤ **胃ろうにしてよかったこと**
家族と同じ食事が楽しめること，吐かなくなったこと．

(彩りもきれいな初夏の味)

だみーさんちのレシピ 1
そら豆の白あえ

栄養計算
（100mL 当たり，1mL＝0.9kcal）
エネルギー 92kcal
タンパク質 5.9g　脂質 4.7g
炭水化物 7.1g　食物繊維 1.7g
塩分 0.1g

アレルギー表示　なし

手順

1. 豆腐を水切りする（300 → 200g 程度）
2. 塩ゆでしたソラマメの皮をむき，（ソラマメと）同量程度のゆで汁で伸ばしながらミキサーにかけて豆餡を作ります
3. 豆腐に Ⓐ を入れてミキサーにかけ，あえ衣を作り，2 と合わせます

材料（4人分）

ソラマメ … 100g
豆腐（絹ごし）… 300g
Ⓐ
- 白すりゴマ … 30g
- 味噌 … 小さじ1
- 砂糖 … 大さじ1
- 塩 … ひとつまみ

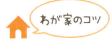
- ★ 水切りしすぎるともったり固めに仕上がります．
- ★ あえ衣の上に豆餡をのせると見た目もキレイです．

管理栄養士からのアドバイス

ソラマメの薄皮は丁寧に取りましょう．家族と一緒に季節を楽しむ一品．彩りもきれいで，目でも楽しめる料理です

そら豆の白和え

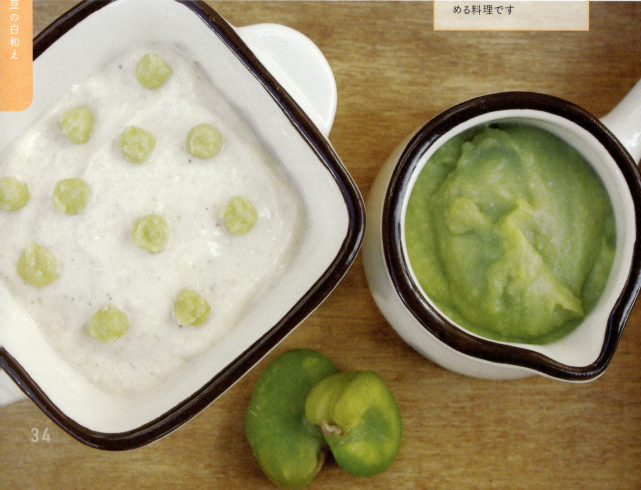

（ 根菜を食べる ）

牛肉とごぼうのしぐれ煮

だみーさんちのレシピ 2

栄養計算（100mL 当たり，1mL＝1.3kcal）
エネルギー 126kcal　タンパク質 3g
脂質 6.4g　炭水化物 12.6g　食物繊維 0.9g　塩分 0.3g

アレルギー表示　小麦

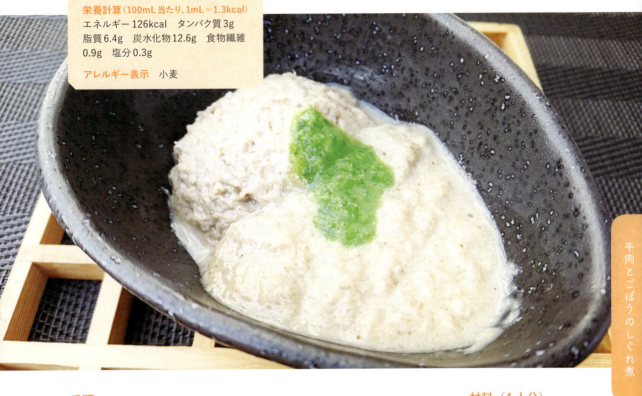

手順

1. ゴボウはささがき（薄切りでもOK），レンコンは3〜4cmの長さに，ショウガは千切り，牛肉は一口大にします
2. 鍋にごま油をひき，ショウガ，ゴボウ，レンコン，牛肉を炒めます
3. 油が回ったら，Ⓐを入れて汁気がなくなるまで煮詰めます
4. 1人分の具材と同量のだし汁またはおかゆと合わせてミキサーにかけます

材料（4人分）

- 牛薄切り肉 … 300g
- ゴボウ … 1本半
- レンコン … 200g
- ショウガ … ひとかけ

Ⓐ
- ごま油 … 大さじ1
- だし汁 … 150cc
- 酒 … 50cc
- 醤油 … 大さじ2
- みりん … 大さじ2
- 砂糖 … 大さじ2

〈ミキサー食調整用〉
全粥または
　だし汁 … 大さじ2〜4

管理栄養士からのアドバイス

ミキサーにかけるときに水でなくおかゆを使用すると栄養価がアップし，根菜や牛肉もミキサーで滑らかになりやすいです．

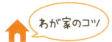
わが家のコツ

★ できあがりの水分量によって，だし汁または全粥の量を調整します．
★ コマツナやホウレンソウなどのペーストがあれば，添えて彩りよく仕上げます．

（味噌汁で海藻もしっかり）

だみーさんちのレシピ 3

わかめとねぎの味噌汁

材料（4人分）

ワカメ（戻したもの）… 30g
長ネギ … 1本
だし汁 … 680mL　　味噌 … 大さじ3

手順

1. ワカメを一口大に，長ネギを斜め薄切りに切ります
2. だし汁を沸かし，長ネギを入れてもう一度沸いたところでワカメを入れて火を止めます
3. 味噌を溶き入れます
4. ミキサーにかけて完成です

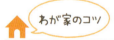 ★ ワカメはミキサーにかけると，かなりとろみが出てきます．

栄養計算（100mL 当たり，1mL＝0.2kcal）
エネルギー 17.6kcal　タンパク質 1.3g　脂質 0.5g
炭水化物 2.2g　食物繊維 0.6g　塩分 0.9g

アレルギー表示　なし（味噌の材料による）

管理栄養士からのアドバイス

ネギやワカメは繊維質なので，ミキサーによくかけましょう．味噌汁など水分が多い汁物の具をミキサーにかけるときは，水分を含んだ具のみ取り出してミキサーにかけ，十分に滑らかになってから汁と合わせるとよいでしょう．

わかめとねぎの味噌汁

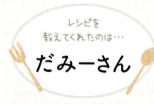
レシピを教えてくれたのは…
だみーさん

- チューブ ● 20Fr
- 年齢 ● 12歳
- 胃ろうになった年齢 ● 1歳半
- お気に入りレシピ ● 海藻を使ったレシピ
- 作りやすいレシピ ● スープ系

❋ 使用機材　　バーミックス（bamix-M 250）

♥ 胃ろうにしてよかったこと
子どもの毎日に，ごはんで寄り添い，ごはんで応援できます．風邪をひいて元気のないときも，しっかりと水分や栄養の補給ができて安心です．

🏠 わが家の胃ろう食調理，提供の流れ
家族の料理を作る→ミキサーにかける→余りを冷凍→冷凍ストックからさらに食べさせたいものを解凍して温め→注入（みんなでごはん）

安全に実践するために　初めて胃ろう食を実践するママへ，これだけは気を付けて!! と伝えたいこと

野菜やフルーツの種は注意が必要です．特にトマトなどは種の周りのぬめりがミキサーの刃を避けてしまうのか，粉砕しきれずに詰まったことが何度かありました．食材によって慣れるまでは慎重にすすめる必要はありますが，家族みんなでの食事の時間を楽しんでほしいです．

（ 魚と野菜を一緒に ）

みゆきさんちのレシピ 1
鮭のホイル焼きチャンチャン焼き風

管理栄養士からのアドバイス

魚をミキサーにかけるときに，水分でなく豆腐を使うことでぱさつかず滑らかになり，さらに栄養価もアップします．魚は骨に注意し，ミキサーにかける前に取り除きましょう．

手順

1. タマネギは薄くスライス，エノキタケは半分に，ニンジンは千切りにします
2. 鮭に塩（分量外）を振り10分ほど置き，キッチンペーパーで水分を取ります
3. 味噌・砂糖・醤油・酒・みりんを合わせておきます
4. アルミホイルを3枚用意して，野菜→鮭→バターの順に等分にして乗せ，しっかり包みます
5. 200℃のオーブンで30～35分焼きます
6. 5と豆腐をミキサーにかけて滑らかにします

材料（3人分）

- 生鮭 … 3切れ
- タマネギ … 1/2個
- エノキタケ … 1/4袋
- ニンジン … 5cm
- 味噌 … 大さじ1
- 砂糖 … 大さじ1
- 醤油 … 大さじ1/2
- 酒 … 大さじ1/2
- みりん … 大さじ1/2
- バター … 大さじ1

〈ミキサー食調整用〉
- 豆腐(絹ごし) … 鮭と同量

 わが家のコツ
- ★魚はそのままだとパサパサになってしまうので，豆腐を加えて滑らかなペーストに仕上げています．
- ★バターを入れることでカロリーアップになります．

栄養計算
（100mL当たり，1mL＝1kcal）
- エネルギー 100kcal
- タンパク質 9.7g
- 脂質 3.9g　炭水化物 6.0g
- 食物繊維 0.9g　塩分 0.7g

アレルギー表示　乳，小麦

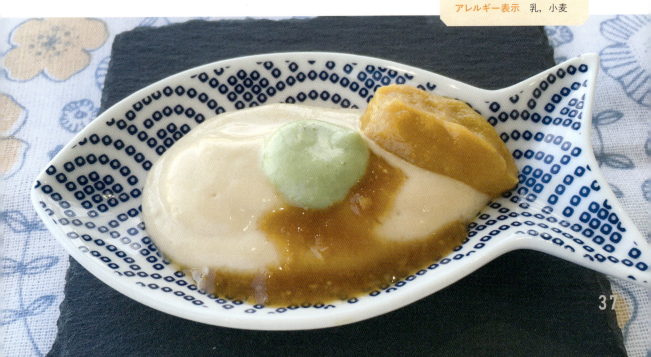

(野菜をおいしく！)

みゆきさんちのレシピ 2
野菜たっぷりにんじん色スープ

管理栄養士からのアドバイス

ベーコンやウインナーは皮など固い部分が残らないよう，よくミキサーにかけましょう．鍋でブレンダーをかけるときは，食材の粒が残っていないかよく確認しながらかけましょう．パセリは詰まらないように注意しましょう．ミルサーを使ってさらに粉末にしてもよいでしょう．

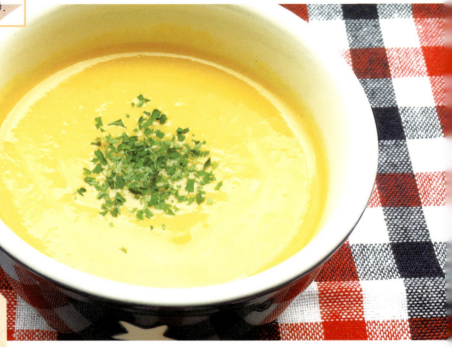

栄養計算（100mL当たり，1mL = 0.3kcal）
エネルギー 31kcal
タンパク質 0.9g　脂質 1.1g
炭水化物 4.6g　食物繊維 1.0g　塩分 0.4g

アレルギー表示　乳，小麦

材料（3人分）

- ニンジン … 1本
- ダイコン … 5cm
- ジャガイモ … 1個
- タマネギ … 1/2個
- キャベツ … 2枚
- エノキタケ … 1/3袋
- ベーコン … 2枚
- オリーブオイル … 適量
- 水 … 500mL
- コンソメ … 大さじ1
- 塩麹 … 小さじ1
- 乾燥パセリ … 適量

手順

1. 野菜をざく切りにします
2. 鍋に水，ダイコン，ニンジンを入れ火にかけます
3. 沸騰したら他の野菜，キノコを入れ弱火で15分煮込みます
4. コンソメ，塩麹，ベーコンを入れ10分煮込みます
5. オリーブオイルを入れ，火を止めて30分おきます
6. 鍋のままブレンダーをかけ，滑らかにし，パセリをトッピングします

　わが家のコツ

★ 大量に作って冷凍ストックしています．
★ ペーストにすると茶系になるものが多いので，ニンジンを多めにして，きれいな色になるようにしています．

> 栄養計算
> （100mL当たり，1mL＝0.4kcal）
> エネルギー 42kcal
> タンパク質 4.0g　脂質 1.9g
> 炭水化物 2.0g　食物繊維 0.2g
> 塩分 0.7g
>
> **アレルギー表示**
> 乳，小麦，卵，えび，かに

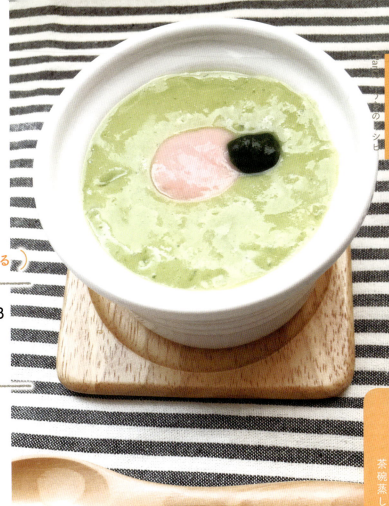

（蒸し器がなくてもつくれる）

みゆきさんちのレシピ 3

茶碗蒸し

材料（7cm ココット 3個分）

卵 … 1個
ホウレンソウ … 10g
シイタケ … 1/2個
カニカマ … 3本
だし汁 … 200mL
　（水にインスタントだし小さじ1
　でも可）
醤油 … 小さじ1/2
みりん … 小さじ1/2
塩 … ひとつまみ

手順

1. 卵を溶いて，だし汁，醤油，みりん，塩を加えよく混ぜます

2. ホウレンソウ（2cmカット），シイタケ（スライス），カニカマ（1cm）を容器に入れ，上から卵液を流し込みます

3. 鍋にアルミホイルを被せた容器を入れ，容器の1/3が浸かるくらいまで水を入れます

4. 弱火で10分蒸し，火を止めて10分おきます

5. 茶碗蒸しをミキサーに入れ，滑らかにします．サラサラ過ぎる場合はおかゆを少し混ぜて，一緒にミキサーにかけます

> **管理栄養士からのアドバイス**
> 茶碗蒸しは水分が多いため，ミキサーにかけると水っぽくなることがあります．レシピのように，おかゆなど，一緒にミキサーにかけて自然にとろみがつくものを加えるとよいでしょう．

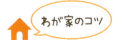 わが家のコツ
★家にある材料で簡単にできます．　★インスタントだしは「ほんだし」を使っています．
火を使う時間を少なくして，余熱で火を通しています．

（イベントのメニュー）

みゆきさんちのレシピ 4　クリスマスプレート

ⓐ 手羽元の"骨付き"ローストチキン

手順

1. 手羽元に塩こしょうをします
2. 醤油，酒，はちみつを合わせます
3. 手羽元と 2 を密閉型の保存袋に入れ，30分以上漬けます
4. 3 を 230℃のオーブンで 30 分焼きます
5. 骨と身を剥がし，身 100g とお湯 100g，スベラカーゼ 3g をミキサーにかけます．レンジ（600W）で 20 秒ほど加熱します
6. クシャクシャにしたアルミホイルの上に 5 を乗せ，骨を中心部に差し込みます
7. 固まったら剥がし，盛り付けます

材料（3人分）

手羽元 … 9本
塩こしょう … 少々　　醤油 … 大さじ3
酒 … 大さじ1.5　　はちみつ … 大さじ3

〈ミキサー食調整用〉　お湯 … 100mL
スベラカーゼ（酵素入りゼリー食の素）等 … 3～4g

栄養計算（100mL 当たり，1mL＝1.1kcal）
エネルギー 106kcal　タンパク質 6.5g　脂質 5.3g
炭水化物 7.4g　食物繊維 0.0g　塩分 0.5g
アレルギー表示　小麦

管理栄養士からのアドバイス
酵素入りゼリー食の素を使用することで，見た目も骨付きチキンに．イベントのときは見た目にもこだわりたい方にオススメです．

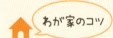　わが家のコツ

★ 密閉型の保存袋は「ジップロック」が便利です．
★ ゼリー食のチキンはレンジで軽くあたためると，そのまま注入できるやわらかさになります（注入時，熱すぎないよう注意）．ミキサー粥と合わせてもよいです．

ⓑ 付け合わせ野菜ペースト

手順

1. ニンジン，ホウレンソウをゆでます
2. それぞれ細かく刻み，同量のお湯，スベラカーゼ 1.5g を入れミキサーにかけます
3. 絞り袋やつまようじを使って，ツリーの絵や文字を書きプレートを飾りつけます

材料（3人分）

ニンジン … 50g　　トマト … 50g
ホウレンソウ … 50g　　お湯 … 具材と同量
スベラカーゼ等
（酵素入りゼリー食の素）… 1g

管理栄養士からのアドバイス
少量の食材をミキサーにかけるときは，ミルサーがオススメです（トマトは加水なしでOK）．酵素入りゼリー食の素を使うとぷるんとしたペーストになり，デコレーションもしやすいでしょう．余ったペーストは冷凍しておくと便利です．

栄養計算（100mL 当たり，1mL＝0.1kcal）　エネルギー 14kcal　タンパク質 0.7g　脂質 0.1g　炭水化物 3.0g　食物繊維 1.3g　塩分 0.0g　**アレルギー表示**　なし

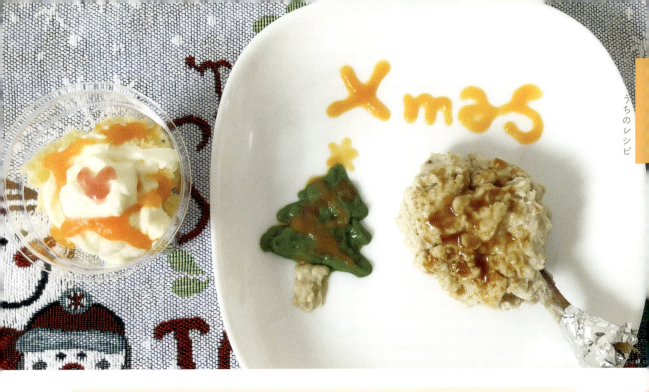

ほわほわスポンジのケーキ

手順

1. 卵に上白糖を1/3ずつ加えながら、白っぽくもったりするまで泡立てます
2. **1**に薄力粉をふるいながら入れます．切るように混ぜます
3. **2**に溶かしバターと牛乳を混ぜたものを回しいれ、10回ほど切るように混ぜます
4. **3**を牛乳パックに入れて、口をセロハンテープでしっかり閉じます
5. 割り箸をレンジに置き、その上に横にして軽くたたいて生地の空気を抜き、**4**を置きます
6. 600Wで4分、レンジで加熱します
7. 生クリームに砂糖を加えて緩めに泡立てます
8. 粗熱をとったスポンジをちぎり、生クリームと交互に盛り付けます
9. 生クリームと余った野菜ペーストやジャムなどで飾り付けます
10. ケーキ（生クリームと合わせたもの）と同量の牛乳を加え、滑らかなペースト状にします

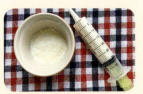

材料（1L 牛乳パック型分）

卵（常温）… 2個
薄力粉 … 60g
上白糖 … 60g
無塩バター … 20g
牛乳 … 大さじ1
生クリーム … 1パック
砂糖 … 大さじ1
〈ミキサー食調整用〉
ケーキと生クリーム … 30g
牛乳 … 同量

栄養計算（100mL当たり、1mL＝2.1kcal）　エネルギー 210kcal
タンパク質 5.5g　脂質 13.6g
炭水化物 16.8g　食物繊維 0.2g
塩分 0.3g
アレルギー表示　乳，小麦，卵

管理栄養士からのアドバイス

牛乳パックで簡単にできるケーキ．生クリームを緩めに泡立てることでスポンジとなじみやすく，ペースト状に調整しやすくなります．

（イベントのメニュー）

バースデイプレート

みゆきさんちのレシピ 5

ⓐ なめらかケーキ

栄養計算（100mL 当たり，1mL＝2.8kcal）　エネルギー 275kcal
タンパク質 4.8g　脂質 19.2g　炭水化物 20.0g　食物繊維 0.2g
塩分 0.1g　アレルギー表示　乳，卵，小麦

手順

1. スポンジケーキを一口大にちぎり，ミキサーに入れ，細かいパン粉状にします
2. プリンのカラメル部分を除いて耐熱容器に移し，レンジ（600W）で30秒ほど溶かし，**1**と混ぜます
3. ココットに入れて，冷蔵庫で冷やし固めます
4. 砂糖を加え緩めに泡だてた生クリームを乗せて，チョコスプレーで飾りつけします
5. 生クリームとケーキを混ぜて注入します

材料（ココット1個分）

- プリン 3連タイプ1個分（約60g）… 1個
- スポンジケーキ … 30g
- 生クリーム … 50mL
- 砂糖 … 小さじ1/2
- チョコスプレー … 少々

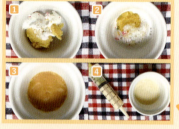

管理栄養士からのアドバイス

p.41 のスポンジケーキや市販のスポンジケーキでもよいでしょう．ゲル化剤の入ったプリンを溶かして使うことで，ペースト状でなく形や高さのある滑らかケーキが簡単に作れます．

わが家のコツ

★ チョコスプレーはそのままでは詰まるので，注入の前に少し温めて溶かします．
★ プリンは「プッチンプリン」などのゲル化剤で固めたゼリー状のプリンを使用します．

ⓑ じゃがいもポタージュ

栄養計算（100mL 当たり，1mL＝0.9kcal）
エネルギー 93kcal　タンパク質 2.1g　脂質 4.9g
炭水化物 10.1g　食物繊維 0.9g　塩分 0.6g
アレルギー表示　乳，小麦

手順

1. タマネギを薄切りにしてバターでしんなりするまで鍋で炒め，水と固形コンソメを入れ煮込みます
2. 沸騰したらジャガイモを入れやわらかくなるまで煮込みます
3. 牛乳を入れ，火を止めたらミキサーでペースト状にします
4. 塩麹，こしょうを入れて味を調えます

材料（1人分）

- ジャガイモ … 2個
- タマネギ … 1/2個
- 水 … 300mL
- 牛乳 … 200mL
- バター … 適量
- 固形コンソメ … 1個
- 塩麹 … 小さじ1

管理栄養士からのアドバイス

塩麹を使うことでコクがでます．腸内環境を整える働きや免疫力アップも期待できる発酵食品は，積極的に使ってみましょう．

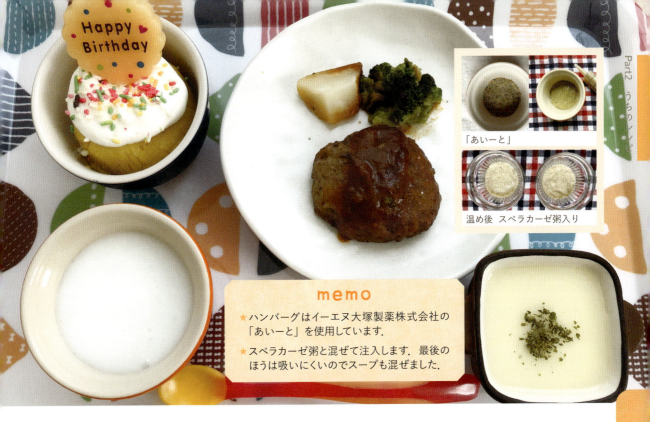

memo
* ハンバーグはイーエヌ大塚製薬株式会社の「あいーと」を使用しています．
* スベラカーゼ粥と混ぜて注入します．最後のほうは吸いにくいのでスープも混ぜました．

「あいーと」

温め後　スベラカーゼ粥入り

C ぷるぷるゼリー粥

手順

できたての熱いおかゆにスベラカーゼを加え，1分以上ミキサーにかけます

わが家のコツ　★ミルサー使用の場合，容器が熱くなるので注意してください．

栄養計算（100mL当たり，1mL＝0.7kcal）
エネルギー71kcal　タンパク質1.1g　脂質0.1g　炭水化物15.7g　食物繊維0.1g　塩分0.0g　アレルギー表示　なし

材料（1人分）

できたてのおかゆ（80℃以上）… 100g
スベラカーゼ等（酵素入りゼリー食の素）… 1〜1.3g（全体の1%程度）

レシピを教えてくれたのは…
みゆきさん

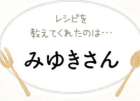

チューブ ● 18Fr
年齢 ● 8歳
胃ろうになった年齢 ● 2歳
お気に入りレシピ ● 野菜スープ
作りやすいレシピ ● スープ系

❀ **使用機材**
Iwatani ミルサー IFM-800DG，Brown ハンドブレンダー MR730cc

♥ **胃ろうにしてよかったこと**
家族と同じごはんが食べられること．いろいろチャレンジできる．注入時間が短くなった．

🏠 **わが家の胃ろう食調理，提供の流れ**
家族の食事をとりわけ（前日の残りかおかゆ・野菜スープはまとめて作り，冷凍ストック〔1週間分くらい〕）→ミルサーにかける→注入（みんなでごはん）

安全に実践するために　初めて胃ろう食を実践するママへ，これだけは気を付けて!! と伝えたいこと

慣れてくると，ミキサーを回す時間を短縮してしまったりしますが，しっかり1分以上かけることで粒が残らずきれいなペーストになります．初心を忘れずに．難しく考えず，たまにはレトルトや冷凍食品・栄養剤を使って，頑張り過ぎず楽しく続けましょう．

（ 一品足したいときに ）

takakoさんちのレシピ 1　　ひじきの煮物

手順

1. 鍋に油をひいてひき肉を炒め，ヒジキ，ニンジンも加えて炒めます
2. だし汁を入れ，残りの具材と醤油，みりん，砂糖を加えて，汁気がなくなるまで煮込みます
3. 全体量50gに水大さじ2杯と合わせてミキサーにかけます

管理栄養士からのアドバイス

ヒジキなどの海藻も，ミキサーで1〜2分ほどしっかりと撹拌することで滑らかになります．ミキサーの種類やチューブの太さに合わせ，滑らかさは水分等で調整しましょう．

材料（4人分）

- ヒジキドライパック … 100g
- 豚ひき肉 … 30g
- ニンジン … 1/4本
- ゴボウ … 20g
- ミックスビーンズ … 30g
- インゲン … 5本
- 油揚げ … 1/2枚
- だし汁 … 100mL
- 醤油 … 大さじ1
- みりん … 大さじ1
- 砂糖 … 小さじ2
- 油 … 適量

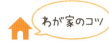わが家のコツ

- ★ヒジキはレトルトパックや缶詰を使っています．
- ★ゴボウ，ミックスビーンズ，インゲンは冷凍野菜でも可，すぐに調理できて簡単です．
- ★ひき肉やゴボウを加えることでしっかりと味がつき，おいしい煮物になります．

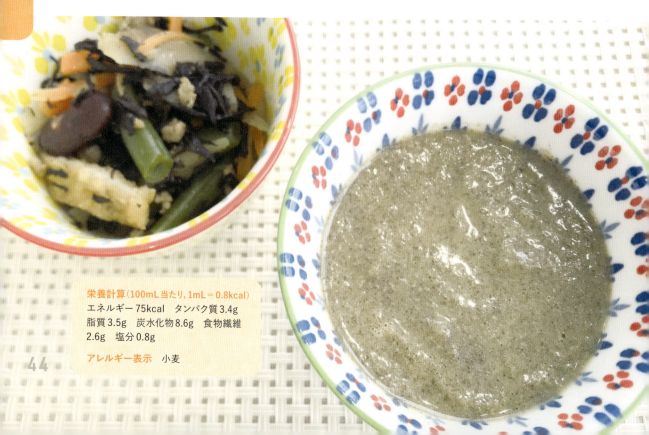

栄養計算（100mL当たり，1mL＝0.8kcal）
エネルギー75kcal　タンパク質3.4g
脂質3.5g　炭水化物8.6g　食物繊維2.6g　塩分0.8g

アレルギー表示　小麦

（苦手なピーマンも克服）

takako さんちのレシピ 2
肉詰めピーマン

栄養計算
（100mL 当たり，1mL＝1kcal）
エネルギー 102kcal　タンパク質 5.9g　脂質 6.1g　炭水化物 5.4g
食物繊維 0.9g　塩分 0.5g

アレルギー表示　乳，小麦，卵

管理栄養士からのアドバイス
ミキサーにかける前にピーマンをキッチンバサミ等でカットしておくとスムーズです．

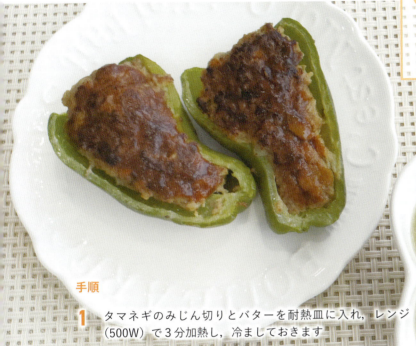

手順

1. タマネギのみじん切りとバターを耐熱皿に入れ，レンジ（500W）で3分加熱し，冷ましておきます
2. パン粉は牛乳に浸しておきます
3. **1と2**，牛豚ひき肉と，卵，塩こしょうをよく混ぜ合わせます
4. 縦半分に切ったピーマンの種を取り，小麦粉をまぶして **3** を詰めます
5. 熱したフライパンに油をひいて肉を下にして焼き，焼き色がついたらひっくり返して水（100mL）を入れ，ふたをして蒸し焼きにします
6. Ⓐのタレを混ぜ合わせ，ピーマンの肉詰めにぬります．
7. ピーマンの肉詰め2個と水大さじ3杯でミキサーにかけます

材料（4人分）
ピーマン … 6〜8個
牛豚ひき肉 … 250g
タマネギ … 1/2個
バター … 10g
卵 … 1/2個
パン粉 … 大さじ3
牛乳 … 大さじ3
塩こしょう … 少々
小麦粉 … 適量
水 … 100mL
サラダ油 … 適量
Ⓐ タレ
　ケチャップ … 大2
　ウスターソース … 大2

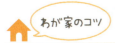 わが家のコツ
★ 多めに焼いて冷凍しています．　★ タレを和風にアレンジしてもおいしいです．
★ ミキサー食用の水分はピーマンの大きさに合わせて調整します．

（ 自然な甘みのデザート ）

takakoさんちのレシピ 3
さつまいもとりんごのケーキ

栄養計算
（100mL当たり，1mL＝1.2kcal）
エネルギー 123kcal　タンパク質 2.2g　脂質 5.6g　炭水化物 15.5g　食物繊維 0.7g　塩分 0.3g
アレルギー表示　乳，小麦，卵

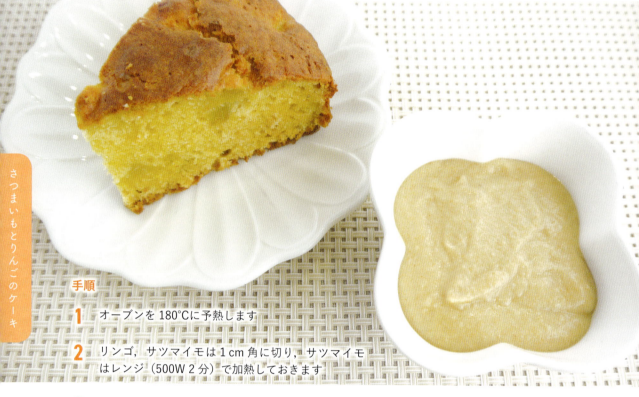

さつまいもとりんごのケーキ

手順

1. オーブンを180℃に予熱します

2. リンゴ，サツマイモは1cm角に切り，サツマイモはレンジ（500W 2分）で加熱しておきます

3. バター（分量外）を型に薄く塗り，ホットケーキミックスはふるいにかけておきます

4. やわらかくしたバターに砂糖を混ぜ，溶き卵を少しずつ加えながら混ぜます

5. 4に牛乳→サツマイモ，リンゴ→ホットケーキミックスの順に加えて混ぜます

6. 型に流し，オーブンで40〜50分焼きます

7. ケーキ60gに水70mLを加えてミキサーにかけます

材料
（直径18cmの丸型1個分）

ホットケーキミックス
　　　　　… 1袋（200g）
サツマイモ … 100g
リンゴ … 1/2個
バター … 70g
砂糖 … 大さじ2
卵 … 2個
牛乳 … 50mL

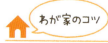 わが家のコツ
★市販のホットケーキミックスで簡単にケーキが焼けます．
★砂糖をあまり使わず，サツマイモとリンゴで甘さがでます．　★冷凍できます．

（野菜や魚介がたっぷり）

takakoさんちのレシピ 4

お好み焼き

管理栄養士からのアドバイス

肉，魚介や野菜などたくさんの食材を使用して家族みんなで楽しめるお好み焼き．ミキサーにかけるときの水分量は，具材の種類にもよるため，滑らかさは水分や油分（マヨネーズ等）で調整しましょう．

手順

1. お好み焼き粉，水を混ぜます
2. **1**に，みじん切りにしたキャベツ，卵，とろろ芋，シーフードミックス，コーンを混ぜます
3. 熱して油をひいたフライパンに生地を流し，豚バラ肉を乗せて焼き，焼き色がついたらひっくり返して焼きます
4. Ⓐをトッピングします
5. お好み焼き150gに水100〜120mLを入れてミキサーにかけます

わが家のコツ
★ 焼いて冷凍できます．
★ とろろ芋，シーフードミックス，コーンは冷凍食品なので簡単に作れます．

材料（4枚分）

- お好み焼き粉 … 200g
- 卵 … 3個
- 水 … 250mL
- キャベツ … 500g
- 豚バラ肉 … 8枚
- とろろ芋 … 50g
- シーフードミックス（エビ・イカ）… 100g
- コーン … 30g
- 油 … 適量
- Ⓐ トッピング
  - お好みソース … 適量
  - かつお節 … 適量
  - 青のり … 適量
  - マヨネーズ … 適量

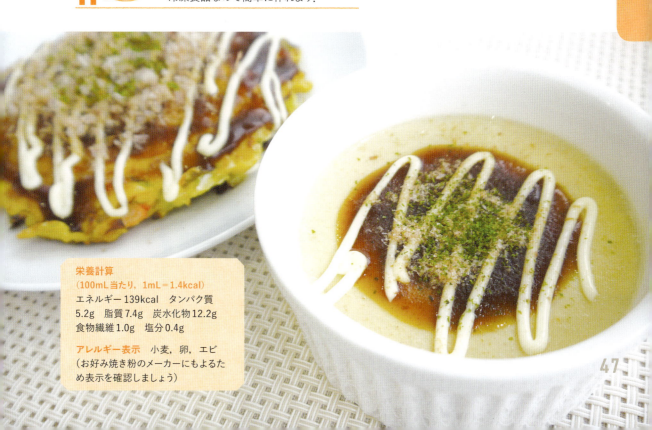

栄養計算
（100mL当たり，1mL＝1.4kcal）
エネルギー139kcal　タンパク質5.2g　脂質7.4g　炭水化物12.2g　食物繊維1.0g　塩分0.4g

アレルギー表示　小麦，卵，エビ
（お好み焼き粉のメーカーにもよるため表示を確認しましょう）

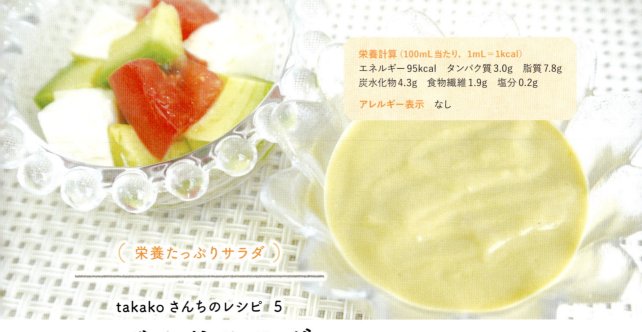

栄養計算（100mL 当たり，1mL＝1kcal）
エネルギー 95kcal　タンパク質 3.0g　脂質 7.8g
炭水化物 4.3g　食物繊維 1.9g　塩分 0.2g

アレルギー表示　なし

(栄養たっぷりサラダ)

takako さんちのレシピ 5

アボカドサラダ

管理栄養士からのアドバイス

加水しなくても食材の特性を生かして滑らかになります．トマトは種が詰まりやすいので注意しましょう．心配なときはざるなどで濾します．

手順

1. 豆腐に塩をまぶし，キッチンペーパーで包んで冷蔵庫に一晩置きます
2. アボカド，トマト，豆腐を食べやすい大きさに切り，ドレッシングであえます
3. 1人分をミキサーにかけて完成です

材料（4人分）

アボカド … 1個　　　トマト … 1個
豆腐（絹ごし）… 1丁（200g）
塩 … 小さじ 2/3　　　ドレッシング（お好み）

わが家のコツ

★ 豆腐がモッツァレラチーズのようになっておいしいです．
★ 切って混ぜるだけで簡単で，栄養満点です．
★ オリーブオイル，ドレッシングなどお好みのものをかけます．

レシピを教えてくれたのは…

takako さん

チューブ ● 14Fr
年齢 ● 12歳
胃ろうになった年齢 ● 7歳
お気に入りレシピ ● 肉じゃが
作りやすいレシピ ● 煮込み料理

❀ 使用機材　　ブラウン　マルチクイックハンドブレンダー MQ940cc

♥ 胃ろうにしてよかったこと
家族と同じ食事が食べられる．便通がよくなった．
注入時間が短縮できた．栄養剤では摂取できない栄養が摂れる．

🏠 わが家の胃ろう食調理，提供の流れ
家族の料理を作る→ミキサーにかける→注入（みんなでごはん）

安全に実践するために

初めて胃ろう食を実践するママへ，これだけは気を付けて!! と伝えたいこと

詰まらないようにしっかりミキサーにかけましょう．硬すぎるとシリンジが押せないので，水分で伸ばしたり，酵素入りゼリー食の素などを使って滑らかにします．

（やさしい味のスープ）

あやこさんちのレシピ 1
にら玉スープ

管理栄養士からのアドバイス
汁物は，具に対して水分が多いと滑らかになりにくいため，具材のみを取り出してミキサーにかけてから，お好みの滑らかさになるよう汁を加えていくとよいでしょう．

材料（4人分）
ニラ … 1束
卵 … 2個
シイタケ … 3個
だし汁 … 800mL
A｜ めんつゆ … 大さじ1.5
　｜ みりん … 大さじ1
　｜ 酒 … 大さじ1
　｜ 塩 … ひとつまみ

栄養計算
（100mL当たり，1mL = 0.2kcal）
エネルギー 22kcal
タンパク質 1.7g　脂質 1.0g
炭水化物 1.3g　食物繊維 0.4g
塩分 0.4g

アレルギー表示　小麦，卵

手順

1. ニラは3cmほどに切り，シイタケは薄切りにし，卵を割り溶いておきます

2. 鍋にだし汁（だしをとるのが面倒であれば，水900cc＋だしの素小さじ1）を入れ沸騰させます

3. 沸騰したらニラを入れ，火が通ったら A の調味料を入れ，味加減を見ます

4. 溶き卵を流し入れふわふわになったら火を止めます

5. 1人分の具＋汁50mLを取り，ミキサーにかけます

6. 5をおわんによそい，注入しやすいように汁で調整してください

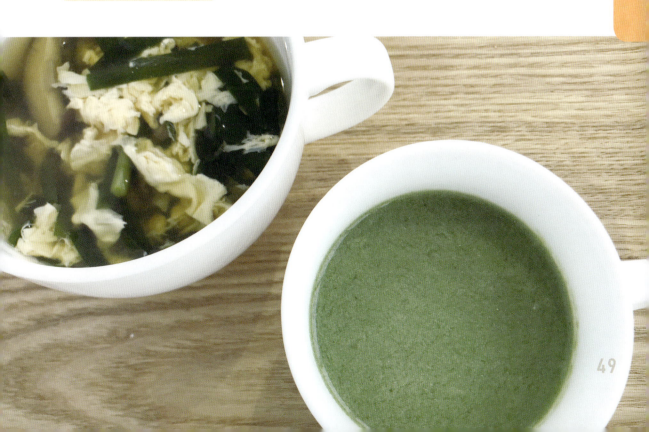

(肉と野菜をバランスよく)

あやこさんちのレシピ 2

鶏肉とキャベツの炒めもの

手順

1. 鶏肉，キャベツを一口大に切ります
2. ポリ袋に鶏肉を入れ，塩こしょう，酒，小麦粉を入れなじませます
3. フライパンに鶏肉の皮が下になるように並べ，火をつけます（焦げ付きそうな場合は油をひいてから）
4. 表面がカリッときつね色になるまで両面を焼きます
5. 4にふたをして，さらに3〜4分蒸し焼きにします
6. 5を取り出し，油を拭き，サラダ油をひきキャベツを炒めます
7. キャベツに軽く火が通ったら，鶏肉を戻し入れ，中華だしの素を加えて炒めます（必要があれば塩こしょうで味を調えます）
8. 1人前をとりわけ食材の半量〜同量程度の水分を加えミキサーにかけて完成です

材料（4人分）

- 鶏もも肉 … 400g
- キャベツ … 5〜6枚
- 塩こしょう … 適量
- 酒 … 大さじ1
- 小麦粉 … 大さじ1
- 中華だしの素 … 大さじ1
- サラダ油 … 適量

わが家のコツ

＊わが家では鶏肉の皮を外してミキサーします．

栄養計算
（100mL当たり，1mL = 0.8kcal）

エネルギー 81kcal
タンパク質 5.8g　脂質 5.4g
炭水化物 1.6g
食物繊維 0.4g　塩分 0.2g

アレルギー表示　乳，小麦

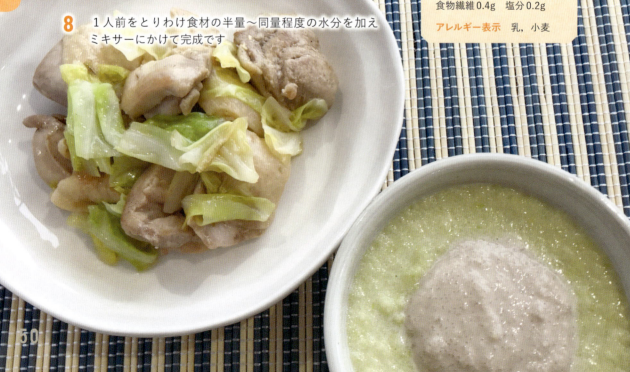

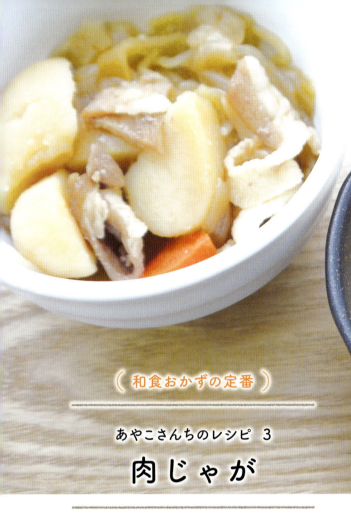

（和食おかずの定番）

あやこさんちのレシピ 3
肉じゃが

栄養計算
（100mL 当たり，1mL = 0.7kcal）
エネルギー 69kcal
タンパク質 2.0g　脂質 3.7g
炭水化物 5.6g　食物繊維 0.5g
塩分 0.4g

アレルギー表示　小麦

手順

1. 肉，ジャガイモは一口大に，ニンジンは乱切り，タマネギはくし切りにします
2. 鍋にサラダ油（分量外）を熱し，ジャガイモ，ニンジン，タマネギを炒めます
3. 油が全体に回ったら，だし汁，酒を入れ5分ほど煮ます
4. 3のタマネギが透き通ってきたら肉をほぐしながら入れ，火を少し強め，あくを取りながらしばらく煮ます
5. あくが出なくなったら，砂糖，醤油，麺つゆを入れ，落としぶたをして野菜がやわらかくなるまで煮込みます
6. できあがったものを1人前にとりわけ，食材に対して煮汁などの水分を半量～同量程度加え，ミキサーにかけます

材料（4人分）

肉（牛肉または豚肉）… 200g
ジャガイモ … 3個
ニンジン … 小さめ1本
タマネギ … 1個
だし汁 … 2カップ
酒 … 100mL
砂糖 … 大さじ3
醤油 … 大さじ2
麺つゆ … 大さじ1
サラダ油 … 適量

管理栄養士からのアドバイス

芋類はミキサーにかけると粘りがでるため，煮汁などの水分を増やしたり酵素入りゼリー食の素を使って粘りを解消するとよいでしょう．

わが家のコツ
★わが家は夫が嫌いなので入れていませんが，シラタキなどを入れてもいいと思います．

(韓国風あえ物)

あやこさんちのレシピ 4
レタスのナムル

手順

1. レタスは一口大の大きさにちぎっておきます
2. お湯を沸かし，沸騰したらレタスを入れ，サッと色が変わる程度にゆでます
3. ゆで上がったら冷水に取り，しっかりと水切りしてください
4. ●の調味料とあえます
5. 1人前をとりわけナムルの1/3〜半量程度の水分を加えミキサーにかけて完成です

栄養計算（100mL当たり，1mL＝0.6kcal）
エネルギー 64kcal　タンパク質 1.3g　脂質 5.7g
炭水化物 2.7g　食物繊維 1.0g　塩分 0.7g

アレルギー表示　なし

- レタス … 1/2玉
- ●鶏がらスープの素 … 小さじ1
- ●ごま油 … 大さじ1
- ●塩 … ひとつまみ　●ゴマ … 大さじ2

管理栄養士からのアドバイス

ゴマは詰まりやすい食材です．ゴマをかける前に家族の分ととりわけてミキサーにかけるか，濾しましょう．胃ろうの種類によっては，ゴマも楽に入るタイプのものもあります．

わが家のコツ
★ 野菜はレタスの他，ニンジン，ホウレンソウ，コマツナ，モヤシなどでもできます．

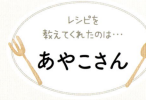
レシピを教えてくれたのは…
あやこさん

❀ **使用機材**　TIGER ミルつきミキサー　SKS-A型

♥ **胃ろうにしてよかったこと**
家族と同じものが食べられる．旬なものが味わえる．

🏠 **わが家の胃ろう食調理，提供の流れ**
家族の食事を1品ずつ取り分ける→1品ずつミキサーにかける→注入，みんなでごはん

安全に実践するために　初めて胃ろう食を実践するママへ，これだけは気を付けて!! と伝えたいこと
はじめは少しずつゆっくりと．胃内残量など消化の様子などもみながら，繊維が多いものなどは詰まってしまわないよう十分注意します．

- チューブ ● 16Fr
- 年齢 ● 17歳
- 胃ろうになった年齢 ● 12歳
- 作りやすいレシピ ● 家族の食事を取り分けるので，生もの以外はなんでもペーストにします

（ 具材たっぷりごはん ）

しおりさんちのレシピ 1　炊き込みご飯

材料（4人分）

米 … 2合

- 鶏もも肉 … 50g（1cm角）
- ニンジン … 1/2本（千切り）
- A 油揚げ … 1/2枚（短冊切り）
- コンニャク … 1/2枚
  （2〜3mmの棒状に切る）
- シイタケ … 2個（薄切り）

麺つゆ（3倍希釈）… 大さじ4

〈ミキサー食調整用〉

ごはん … 100g
お湯 … 80mL
スベラカーゼ … 2g

手順

1. 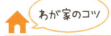の材料を細かく切ります

2. 米をといで炊飯器に入れ，2合の目盛りに合わせて水を入れ，水大さじ4杯を取り除きます

3. 炊飯器に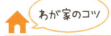の材料と麺つゆを入れて炊飯します

4. できあがったごはん100gにお湯80mLとスベラカーゼを入れてミキサーにかけます

🏠 わが家のコツ　★4では少し時間をおいて，ふやかしてからミキサーにかけます．

栄養計算（100mL当たり，1mL = 0.7kcal）
エネルギー 74kcal　タンパク質 2.0g
脂質 0.6g　炭水化物 14.7g　食物繊維 0.4g　塩分 0.4g

アレルギー表示　小麦

管理栄養士からのアドバイス
酵素入りゼリー食の素は，調理方法にコツがありますが，慣れれば滑らかに注入でき活用しやすく便利です（p.43参照）．

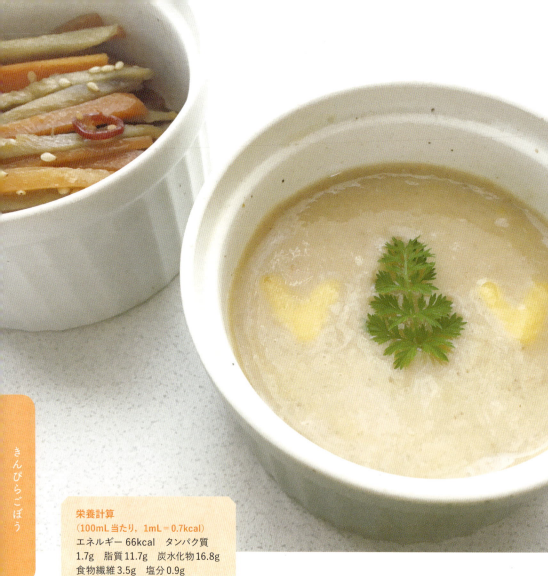

きんぴらごぼう

栄養計算
（100mL 当たり，1mL ＝ 0.7kcal）
エネルギー 66kcal　タンパク質 1.7g　脂質 11.7g　炭水化物 16.8g
食物繊維 3.5g　塩分 0.9g

アレルギー表示　小麦

材料（4人分）

ゴボウ … 1 本(150g)
ニンジン … 1/2 本(40g)
酒 … 大さじ 1
砂糖 … 大さじ 1
醤油 … 大さじ 1
ごま油 … 適量
白ゴマ … 適量
〈ミキサー食調整用 70g 分〉
豆乳 … 大さじ 2
スベラカーゼ … 1g

（ 根菜をたくさん食べられる ）

しおりさんちのレシピ 2
きんぴらごぼう

手順

1. ゴボウとニンジンを細切りにしてごま油で炒めます
2. 火が通ったら酒と砂糖を入れます
3. 醤油を入れて白ゴマをかけます
4. 70g とりわけて豆乳とスベラカーゼを混ぜ，ミキサーにかけます

(コクうまたまごの料理)

しおりさんちのレシピ 3
オムライス

栄養計算
（100mL当たり，1mL＝1.2kcal）
エネルギー 124kcal
タンパク質 4.4g　脂質 10.7g
炭水化物 10.7g　食物繊維 0.4g
塩分 0.3g

アレルギー表示　乳，卵

手順

1. フライパンにサラダ油を熱してタマネギ（みじん切り）と鶏肉（1cm角）を炒めます

2. 1にごはんを入れてケチャップ，塩こしょうで味を調えます

3. 2から100gとりわけ80mLのお湯とスベラカーゼを入れミキサーにかけます

4. バターで炒り卵を作り，クリームチーズと牛乳と一緒にミキサーにかけます

★炒り卵をバターで作りクリームチーズ，牛乳を入れてミキサーにかけることで滑らかになります．

材料（4人分）

チキンライス
ごはん … 茶碗3杯
タマネギ … 1/2個
鶏肉 … 1/2枚
ケチャップ … 大さじ3
塩こしょう … 適量
サラダ油 … 適量

炒り卵
卵 … 1個
バター … 5g

〈ミキサー食調整用〉
クリームチーズ … 10g
牛乳 … 大さじ1
お湯 … 80mL
スベラカーゼ … 2g

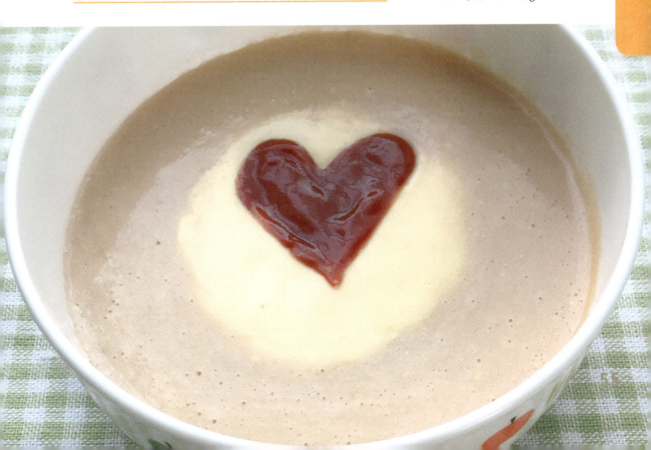

（イベントのメニュー）

しおりさんちのレシピ 4
年越しそば風

手順

1. ニンジン，ダイコンはだし汁でゆで，冷凍ホウレンソウは熱湯でやわらかくします

2. ホウレンソウ，ニンジン，ダイコン，かまぼこを，それぞれ❸❹❺❻のだし汁とスベラカーゼで撹拌し，バットに入れ冷やします

3. ゆでた麺を❶のだし汁，スベラカーゼで撹拌し，シリンジに入れて冷やします

4. ❼の麺つゆ，お湯，とろみ調整食品をよく混ぜ，シリンジでそばを細く出します

5. 2を型で抜き，そばの上へ飾り，天かすをのせます

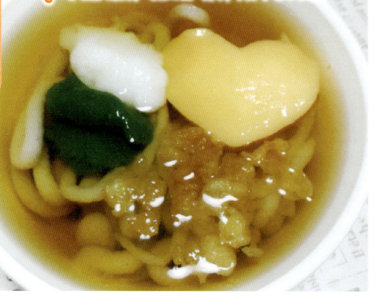

管理栄養士からのアドバイス

年越しそばはアレルギーに注意し，代わりにうどんでもよいでしょう．シリンジを使って押し出せば麺の形を作ることができます．酵素入りゼリーの素を使えば滑らかでも形のある食事が楽しめます．1人分など少量をミキサーにかけるときは，ミルサータイプの小容器を使うとよいでしょう．

材料（1人分）

Ⓐ 麺
- うどんなどの麺（ゆで）… 50g
- だし汁 … 50mL
- スベラカーゼ … 2g

Ⓑ ホウレンソウ
- 冷凍ホウレンソウ … 25g
- だし汁 … 25mL
- スベラカーゼ … 1g

Ⓒ ニンジン
- ニンジン … 25g
- だし汁 … 25mL
- スベラカーゼ … 1g

Ⓓ ダイコン
- ダイコン … 25g
- だし汁 … 25mL
- スベラカーゼ … 1g

Ⓔ かまぼこ
- かまぼこ … 40g
- だし汁 … 20mL
- スベラカーゼ … 1.2g

Ⓕ 麺つゆ（2倍）… 25mL
- お湯 … 75mL
- とろみ調整食品 … 1g

天かす … 適量

わが家のコツ

★ 天かすはミキサーにかけなくても汁にふやかせばシリンジで吸えるものもありますが，エビなどが入っているものはミキサーにかけてください．

★ 型で抜いても汁や麺と合わせて，温かいうちならシリンジで吸えます．注入時，熱過ぎないよう温度には注意してください．

★ 酵素入りゼリー食の素はスベラカーゼ（フードケア）を使っています．

栄養計算
（100mL当たり，1mL = 0.5kcal）
エネルギー 49kcal　タンパク質 2.7g　脂質 0.9g　炭水化物 7.6g　食物繊維 0.9g　塩分 1.1g

アレルギー表示
小麦，卵，えび，かに

（イベントのメニュー）

しおりさんちのレシピ 5
お雑煮（関東風）

材料（1人分）

Ⓐ 餅
- 餅 … 1切れ（50g）
- 水 … 75mL
- スベラカーゼ … 3g

Ⓑ ニンジン
- ニンジン … 25g
- だし汁 … 25mL
- スベラカーゼ … 1g

Ⓒ 鶏もも肉
- 鶏もも肉 … 25mL
- だし汁 … 25mL
- スベラカーゼ … 1g

Ⓓ ダイコン
- ダイコン … 25g
- だし汁 … 25mL
- スベラカーゼ … 1g

Ⓔ ホウレンソウ
- 冷凍ホウレンソウ … 25g
- だし汁 … 25mL
- スベラカーゼ … 1g

Ⓕ かまぼこ
- かまぼこ … 40g
- だし汁 … 20mL
- スベラカーゼ … 1.2g

汁
- だし汁 … 200mL（1カップ）
- うす口しょうゆ … 小さじ1/2
- 塩 … 小さじ1/4

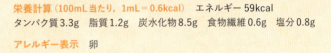
栄養計算（100mL当たり，1mL＝0.6kcal）　エネルギー 59kcal
タンパク質3.3g　脂質1.2g　炭水化物8.5g　食物繊維0.6g　塩分0.8g

アレルギー表示　卵

手順

1. 家族用に作ったお雑煮のだし汁250mLに，ニンジン，鶏もも肉，ダイコンを入れやわらかくなるまで煮ます．それぞれ個別にだし汁とスベラカーゼで撹拌して，バットに入れて冷やし固めます（ⒷⒸⒹのできあがり）

2. ホウレンソウは熱湯をかけやわらかくし，だし汁，スベラカーゼで撹拌し，バットに入れ冷やし固めます（Ⓔのできあがり）

3. かまぼこをだし汁とスベラカーゼで撹拌し，冷やして固めます（Ⓕのできあがり）

4. 餅を水に浸して，レンジ（600W，1分40秒）にかけ餅がふくらんでやわらかくなったら，スベラカーゼを入れて撹拌し冷やして固めます

5. 1で余っただし汁にとろみ調整食品を入れ，混ぜたら完成です

 わが家のコツ
- ★ 餅は温かくやわらかいうちにミキサーに1分以上よくかけて滑らかにします．
- ★ スベラカーゼで冷やし固めたら，型抜きをして盛りつけます．

管理栄養士からのアドバイス
餅の代わりにおかゆでもよいでしょう．上新粉や白玉粉を入れると餅に近い味になります．

(テイクアウトを活用)

しおりさんちのレシピ 6

ハンバーガー＆ポテト（ファストフード）

材料（1人分）

ハンバーガー … 半分(約 50g)　　　牛乳 … 100mL
フライドポテト … S サイズ半分(約 35g)　　牛乳 … 50mL　　お湯 … 30mL

栄養計算（100mL 当たり，1mL＝1.3kcal）
エネルギー 131kcal
タンパク質 5.0g
脂質 6.7g
炭水化物 15.3g
食物繊維 1.1g
塩分 0.8g

アレルギー表示
乳，小麦

手順

1　ハンバーガーと牛乳 100mL をミキサーにかけます

2　フライドポテトと牛乳 50mL，お湯 30mL をミキサーにかけます

わが家のコツ

★ 全部混ぜてもできます．
（その場合は両方合わせて牛乳 150mL）

★ フライドポテトはかたい部分は取り除きます．お湯にしばらく浸しておいてから牛乳とミキサーにかけると，きれいなペーストになります

★ チューブの太さによって固すぎるときは，水分で調整してください．

管理栄養士からのアドバイス

水分にしばらく浸してからミキサーにかけると，ペーストになりやすいです．バンズやポテトが水分を吸収するため，滑らかさは水分で調節しましょう．バンズのゴマはチューブにつまりやすいため，注意しましょう．

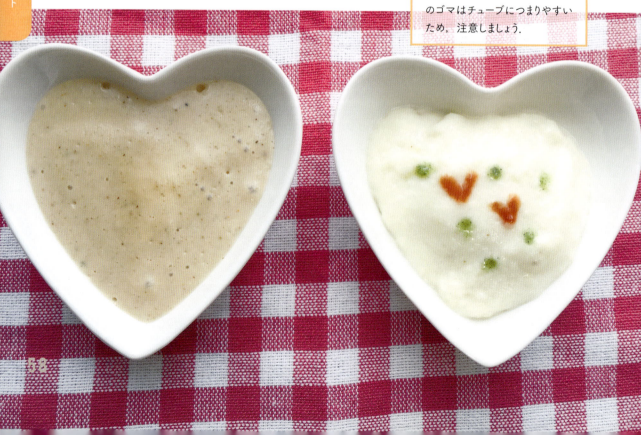

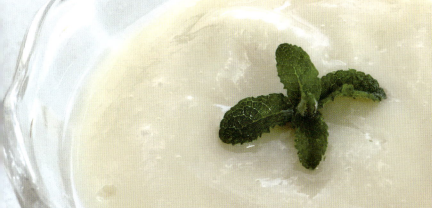

（栄養いっぱい）

しおりさんちのレシピ 7

手作り濃厚甘酒

手順

1. お湯（60℃）と米こうじを一緒に炊飯器に入れます
2. 保温ボタンを押し，キッチンペーパーをかぶせます
3. 温度計で確認しながら 50～60℃を保ち（たまに混ぜたり，保温を切るなど），8時間寝かせます
4. 冷蔵庫で一晩寝かせてミキサーにかけます

栄養計算（100mL 当たり，1mL＝1.3kcal）
エネルギー 127kcal
タンパク質 2.6g　脂質 0.8g
炭水化物 2.6g　食物繊維 0.6g　塩分 0.0g

アレルギー表示　なし

材料

米こうじ … 400g
お湯（60℃）… 500mL

わが家のコツ
★ まとめて作って小分けに冷凍しています
★ 本来はお湯に溶いて飲むのですが，栄養価アップのためそのまま注入しています．
★ ヨーグルトと混ぜて注入するのもオススメです．

レシピを教えてくれたのは…
しおりさん

チューブ ● 14Fr
年齢 ● 7歳
胃ろうになった年齢 ● 4歳

お気に入りレシピ ● 手作り甘酒
作りやすいレシピ ● 家族と同じごはん
使用機材　マジックブレッド

❤ **胃ろうにしてよかったこと**
家族と同じごはんを注入することで表情が豊かになった．ダンピング症候群を起こさなくなった．注入時間短縮で外出しやすくなった．

🏠 **わが家の胃ろう食調理，提供の流れ**
朝食は簡単なもの，休日の昼食と夕食は家族と同じ食事を全部混ぜて注入，平日の昼食分は週末まとめて作り冷凍する．

（季節の食材を使ったおかず）

さぁちゃんちのレシピ 1　たけのこの煮物

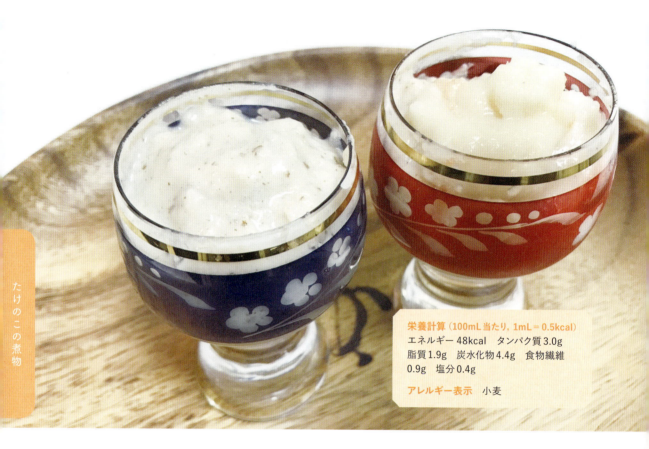

栄養計算（100mL当たり, 1mL＝0.5kcal）
エネルギー 48kcal　タンパク質 3.0g
脂質 1.9g　炭水化物 4.4g　食物繊維 0.9g　塩分 0.4g

アレルギー表示　小麦

手順

1. 野菜を一口サイズにざく切りにします
2. 同じく鶏肉を一口サイズに切り，麺つゆ，酒を揉みこみ，すべて炊飯器へ入れます
3. Ⓐの調味料を入れ，手でさっくり混ぜます
4. 水を入れコンブとだしパックを上に乗せて，普通炊きでスイッチON
5. 炊けたらお好みの具材100gに対して煮汁60mLを加え，ミキサーに1分かけます

わが家のコツ　★鶏皮からうま味がすごく出るので，外さないで一緒に煮てください．

材料（4人分）

- ニンジン … 1本
- タケノコの水煮 … 1本
- 鶏もも肉 … 300g
- タマネギ … 1個
- しらたき … 1袋
- だし用コンブ … 適量
- 水 … 100mL
- だしパック … 1〜2包
  （メーカーによるので確認してください）
- 麺つゆ … 大さじ3
- 酒 … 大さじ3
- Ⓐ はちみつまたは砂糖 … 大さじ2
- 白だし … 大さじ3

（炊飯器や圧力鍋で簡単に）

煮豚

さぁちゃんちのレシピ 2

材料（4人分）

豚かたまり肉 … 350g
チンゲン菜 … 1束

Ⓐ
- 麺つゆ … 大さじ2
- 醤油 … 大さじ2
- すきやきのたれ … 大さじ2
- 氷砂糖 … 2個（砂糖大さじ2でも可）
- 酒 … 大さじ2
- 白だし … 大さじ2
- ショウガ（チューブ） … 大さじ2

〈ミキサー食調整用〉
おかゆ … 100g

手順

1. 豚かたまり肉を厚さ1cmに切ります
2. 調味料Ⓐを混ぜて **1** で切った豚肉にかけます
3. チンゲン菜を水洗いして半分に切ります
4. **2** と **3** を炊飯器に入れ早炊き，もしくは圧力鍋で最初は強火，沸騰したら中火で10分煮ます
5. 豚肉2切れにチンゲン菜，おかゆ100gをとりミキサーにかけて完成です

管理栄養士からのアドバイス

ミキサーにかける前に，肉と野菜をキッチンバサミ等で軽く切っておくとミキサーにかかりやすいです．肉や魚などパサつきやすい食材も，水の代わりにおかゆにすることで栄養価アップ！

栄養計算（100mL当たり，1mL＝1.4kcal）
エネルギー 141kcal　タンパク質 4.2g
脂質 7.9g　炭水化物 11.9g　食物繊維 0.1g　塩分 0.5g

アレルギー表示　小麦

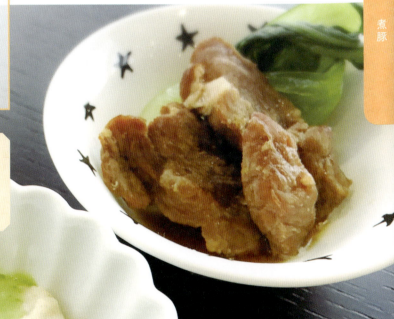

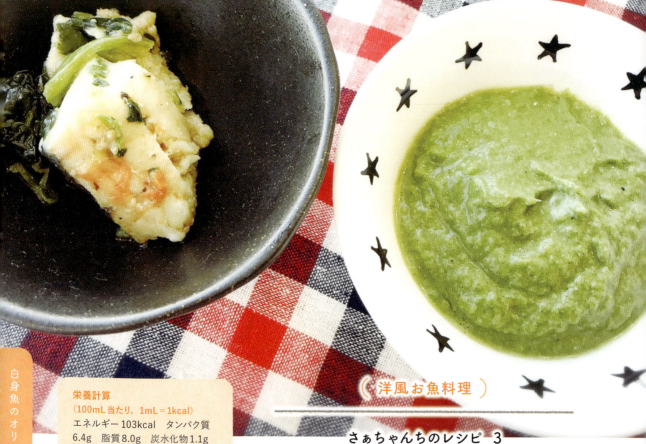

（洋風お魚料理）

さぁちゃんちのレシピ 3

白身魚の
オリーブオイル煮

栄養計算
（100mL当たり，1mL＝1kcal）
エネルギー 103kcal　タンパク質 6.4g　脂質 8.0g　炭水化物 1.1g
食物繊維 0.6g　塩分 0.3g

アレルギー表示　乳，卵

材料（4人分）

白身魚 … 500g
ミニトマト … 4個
ホウレンソウ … 1束
シメジ … 半パック（50g）
ベーコン … 4枚
アスパラガス … 2本
オリーブオイル … 100mL
塩こしょう，
　お好みのスパイス … 大さじ1

管理栄養士からのアドバイス

家族の分を取り分けるときは，まずはミキサーにかかりやすい食材を選びましょう．慣れたらキノコやベーコンもしっかりかければ滑らかになりますので，チャレンジしてみましょう．

手順

1　ミニトマトを半分に切り，アスパラガスを3等分，ホウレンソウとベーコンは4等分にして，シメジをほぐします

2　フライパンに白身魚と **1** を入れ，オリーブオイルと塩こしょう，スパイスを加え火にかけます

3　グツグツ煮えてから5分中火で煮ます

4　魚とミニトマト，ホウレンソウを約100g取り出し，水60mL入れてミキサーにかけます

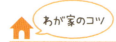 わが家のコツ　★塩こしょうなどのスパイスに，わが家では「マジックソルト」を使っています．

白身魚のオリーブオイル煮

（卵をたっぷり使ったおかず）

さぁちゃんちのレシピ 4
卵入り油揚げ

管理栄養士からのアドバイス
はちみつはよく加熱して使用しましょう．

手順

1. 油揚げを2つに切り，切り口から袋になるように開きます

2. 小さな器に卵を割り，袋状にした油揚げに入れて口のところをつまようじで止め，鍋にⒶと一緒に入れて10分煮ます

3. 油揚げ1つをとり，つまようじをはずして煮汁大さじ1と一緒にミキサーにかけて完成です

材料（4人分）

卵 … 4個
油揚げ … 2枚
Ⓐ
- 麺つゆ … 大さじ2
- はちみつまたは砂糖 … 大さじ2
- 酒 … 大さじ2
- 白だし … 大さじ1
- だし汁 … 100mL

栄養計算（100mL当たり，1mL＝1.3kcal）
エネルギー 183kcal　タンパク質 9.6g
脂質 10.2g　炭水化物 11.1g　食物繊維 0.2g　塩分 1.0g

アレルギー表示　小麦，卵

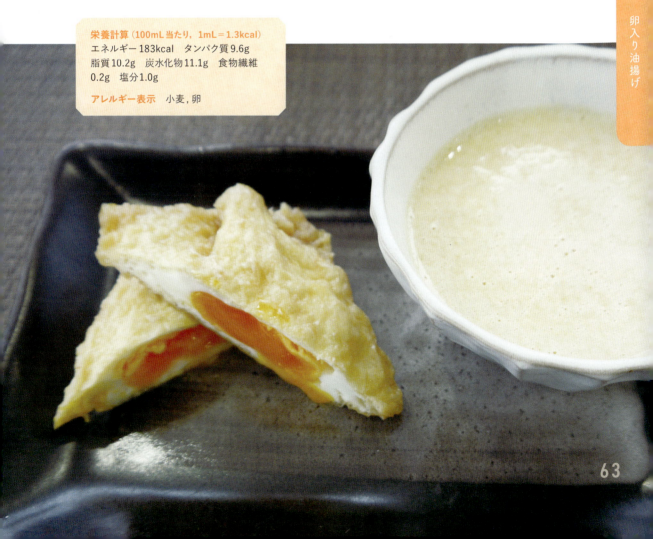

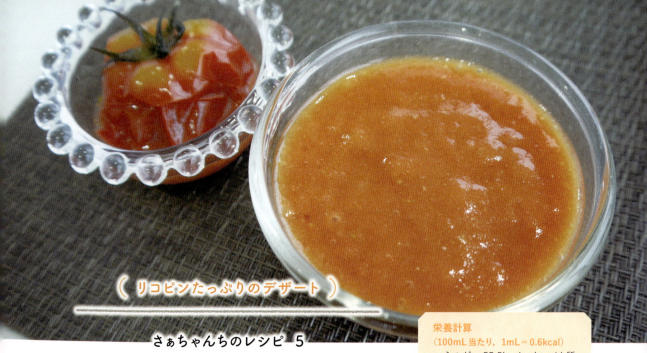

（リコピンたっぷりのデザート）

さぁちゃんちのレシピ 5

トマトのデザート

栄養計算
（100mL当たり，1mL＝0.6kcal）
エネルギー 55.5kcal　タンパク質 0.6g　脂質 0.1g　炭水化物 14.2g　食物繊維 0.9g　塩分 0.0g

アレルギー表示　なし

手順

1. トマトに包丁で十字の切り込みを入れます
2. 鍋にトマトを入れ，トマト半分がかくれるくらい水を入れます
3. 氷砂糖を入れ，火にかけて中火で20分煮ます．トマトの形が少しずれてきたら火を止め，皮をむいてヘタを取り，ミキサーにかけます．最後に濾してトマトの種を取り除きます

材料（4人分）

小トマト … 6個
氷砂糖 … 100g

管理栄養士からのアドバイス

トマトの種に注意しましょう．加水せずに食材の水分のみで滑らかになります．

レシピを教えてくれたのは…
さぁちゃん

チューブ ● 16Fr
年齢 ● 7歳
胃ろうになった年齢 ● 3歳
お気に入りレシピ ● 煮物，煮込み料理

❀ **使用機材**　ビタントニオ　コードレスハンドブレンダー VHB-100

♥ **胃ろうにしてよかったこと**
体調が安定したこと．2歳まで栄養も水分も経口のみでとっていましたが，年4回肺炎で入院しました．経鼻のチューブもチャレンジしましたが蓄膿と中耳炎が治らなくなり断念．3歳で胃ろうを作り入院しなくなりました．体調が落ち着いたら寝返りをうち，座れるようになりました．

🏠 **わが家の胃ろう食調理，提供の流れ**
みんなの夕食の流れでとりわけます．おかゆはたくさん作って冷凍ストックしています．

安全に実践するために　初めて胃ろう食を実践するママへ，これだけは気を付けて!!と伝えたいこと

チューブを通すために水分を多くして意外とカロリーが少なくなっていることがあります．栄養剤より食事のほうが胃残が少ないので，消化しやすいようです．

Part3

施設のとりくみ紹介

学校や施設でのミキサー食は
どうなっているのでしょうか？
それぞれのとりくみを教えてもらいました

長野県立こども病院のとりくみ
ミキサー食を用いた胃ろう栄養療法

長野県立こども病院 小児外科部長　髙見澤滋

　長野県立こども病院（長野こども）では，すでに液体栄養剤やミルクを用いて在宅で胃ろう栄養を行っている患者さんは外来で，これから胃ろう造設術を行う予定の患者さんは胃ろう造設術後，退院前にミキサー食を導入しています（図3-1）．外来で食物アレルギー検査（血中抗原特異的IgE抗体測定）を行った後にミキサー食を開始するのです．ミキサー食の導入に際して，食物アレルギー検査で陽性であった食材を避けて開始することが望ましいでしょう．

1. ミキサー食導入から1回量確立までのスケジュール

① 在宅でミキサー食を導入する場合

　ミキサー食は通常の食事を半固形状にして使用するため，ごはん（おかゆ）が主食となります．米アレルギーがないことを確認した後，ヨーグルトからマヨネーズ程度の固さになるようにおかゆをペースト状にして先太のプラスチック製注射器を用いて，1日1回，栄養剤1回投与量の半量から4分の1で開始します．炊飯器で全粥を作ることも可能ですが，ごはんに水を加えてミキサーにかけたほうが手間は少なくなります．ミキサー食の1回投与量が，ミキサー食開始前の栄養剤の1回投与量に到達するまでの間は，ミキサー食注入後にそれまで使用していた液体栄養剤またはミルクを続けて注入し，ミキサー食と液体栄養剤を合わせた1回投与量がミキサー食開始前の栄養剤の1回投与量と同量になるようにします．おかゆの注入を2～3日間問題なく行えたら，おかゆをミキサー食開始前の液体栄養剤の1回投与量まで約1週間かけて増量します．おかゆ1回投与量が液体栄養剤と同量まで増量できたら，ペースト状にした副食（肉，魚，野菜など）をおかゆに追加しておかゆ：副食の割合（mL）が1：1になるようにします．在宅でミキサー食を開始する場合，副食は食材によって粘度が変化するため，おかゆを単独で用いて開始したほうがミキサー食注入の手技を習得しやすいです．ミキサー食開始1ヵ月後の外来で，注入開始後の体調を確認して問題がなければ1日の注入回数を増やし，可能であればすべての胃ろう栄養をミキサー食へ変更します．

② 胃ろう造設術後にミキサー食を開始する場合

　胃ろう造設術後は退院前にミキサー食を導入します．胃ろう造設術後1日目に術前1回投与量の半量の栄養剤またはミルクを術前と同じ投与回数で開始．術後2日目に術前の4分の3量，術後3日目に術前投与量と同量の栄養剤を投与し，術後4日目にミキサー食を開始します．ミキサー食は1日1回，栄養剤（またはミルク）の半量で開始し，術後5日目に栄養剤1回投与量と同量まで増量します．

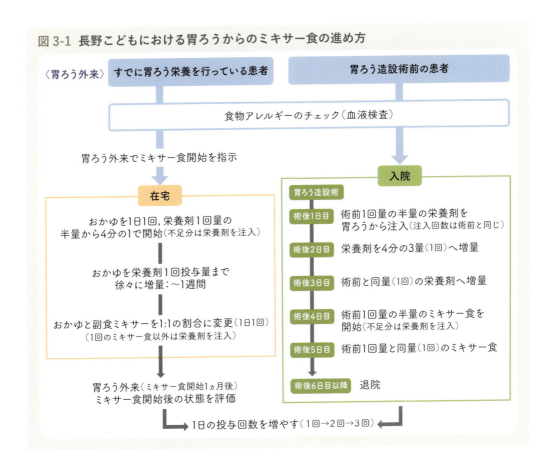

図3-1 長野こどもにおける胃ろうからのミキサー食の進め方

2. ミキサー食の作り方

　家庭でミキサー食を胃ろうから投与する場合，家族が食べるメニューと同じ食事をハンドミキサーやフードプロセッサーなどでペースト状にして投与しましょう．胃ろうからのミキサー食注入を続けて行うためには家族の負担が少ないほうがいいです．そのためにもミキサー食が家族とは別のメニューにならないように，極力家族と同じ食事をミキサー食にして使用します．粒状に残りやすいひき肉は調理の前にしっかりとすりつぶすか，ハンバーグなどにするときは十分に練ってから焼いてミキサーにかけると，粒が残らず滑らかなペースト状になります．トマトの種，レンコン，ゴマ，コーンフレークなどはしっかりとミキサーにかけないと注入時に詰まってしまいます．また，トマトやピーマンの皮は取り除くか，一口大くらいの大きさに切ってからミキサーにかけるといいでしょう．

　一般的に，米から作る全粥100gの水分量，エネルギー量はそれぞれ約83g，71kcalとされています．ごはん50g（こども茶碗半分弱，80kcal）に水分100mLを加えてミキサーにかけると適度な粘度のミキサー粥100mL（80kcal/100mL）ができあがります（表3-1）．

　おかゆに副食（肉，魚，野菜など）を混ぜたミキサー食の水分量は重量の80～90％，エネルギー量はミキサー食100mL当たり80～90kcalとなり，通常の液体栄養剤（100kcal/100mL）よりエネルギー量が低いです．また，注入時のシリンジにかかる荷重を減らす（粘度を下げる）ために，

表3-1　1品約80kcalのミキサー食（主食）の作り方

主食	量(g)	目安	追加する水分(mL)	できあがりの量(mL)
ごはん	50	こども茶碗半分弱	100	100
赤飯	40	こども茶碗半分弱	80	75
食パン	30	6枚切り半分	100	80
バターロールパン	25	5分の4切れ	50	50
うどん	80	ゆで	80	120
うどん	20	乾燥	80	120
スパゲティ	50	ゆで	50	65
スパゲティ	20	乾燥	50	65

ミキサー食の水分量を増やすとエネルギー量がさらに低下してしまうので，必要なエネルギー量を投与するためには液体栄養剤より多い量を入れなければなりません．ごはんに酵素（αアミラーゼ：介護食調整用酵素製剤おかゆヘルパー，キッセイ薬品工業株式会社）を入れたものをミキサーにかけると，粘度が低いですが（140mPa・s）高エネルギー（100mL当たり94kcal）のおかゆ（ベースライス）を作成することができます（図3-6 p.72参照）．これによりミキサー食のエネルギー量を減らさず，かつ注入しやすい低粘度のミキサー食を作ることが可能になります．

3. ミキサー食注入の実際

　成書には「成人で300〜600mLの半固形状流動食を短時間（5〜15分）で注入する」と書かれています．当院では，シリンジに吸った50mLのミキサー食を15〜30秒かけて注入し，2〜3分の間隔を空けて繰り返し注入して1回の注入予定量を15〜30分間で注入しています．在宅では家族が食事をしている同じ時間帯にミキサー食を注入すると，適当な時間（30分間程度）をかけて注入することができます．

　患者さんがペースト状の食事を経口摂取できる場合は，食べきれなかった分を胃ろうから注入します．きざみ食を経口摂取している場合は食べきれなかった分をミキサーにかけて胃ろうから投与します．

　在宅で胃ろうからミキサー食を注入している当院通院中の患者さんへのアンケート調査結果によると，シリンジ1本（50mL）の注入にかかる時間は30秒未満が14人（40%），30〜60秒が9人（26%），1〜2分が8人（23%），2分以上が4人（11%）でした（図3-2）．

　またミキサー食1回にかかる時間は10分までが7人（21%），10〜20分が9人（27%），20〜30分が11人（33%），30分以上が6人（18%）でした（図3-3）．なお，同アンケート調査で75%以上の患者さんが1日半分以上ミキサー食を用いて胃ろう栄養を行っていると回答しました（図3-4）．

4. ミキサー食と食物アレルギー

哺乳期から経鼻胃管やEDチューブで経管栄養を行っていた小児では，胃ろう造設後に初めて食事（ミキサー食）を摂取することがあります．この場合，初めて摂取する食材で食物アレルギーを起こす可能性があるため，食物アレルギーに注意してミキサー食を開始する必要があります．食物アレルギーを判定する方法として，血液検査（血中抗原特異的IgE抗体測定）がありますが，IgE抗体が陽性となった食材のすべてにアレルギー症状を起こすわけではなく，またIgE抗体が陰性であった食材でもアレルギー症状を起こすことがあるため，ミキサー食を開始する前の食物アレルギー検査の必要性に関しては意見が分かれています．

胃ろうからミキサー食を投与する場合，離乳食を経口摂取で進める乳幼児と比較して多種類の食材を多量に投与できるため，食物アレルギー症状が強く出る可能性があります．そ

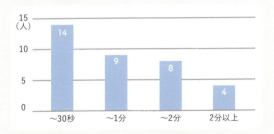

図 3-2　シリンジ 1 本（50mL）の注入にかかる時間
胃ろうからのミキサー食投与に関するアンケート調査結果：当院胃ろう外来通院患者（49人中35人回答）

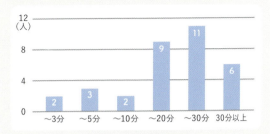

図 3-3　ミキサー食 1 回にかかる時間
胃ろうからのミキサー食投与に関するアンケート調査結果：当院胃ろう外来通院患者（49人中33人回答）

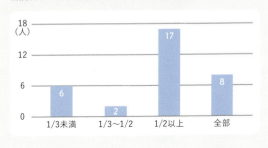

図 3-4　1 日のミキサー食の頻度
胃ろうからのミキサー食投与に関するアンケート調査結果：当院胃ろう外来通院患者（49人中33人回答）

のため当院では，ミキサー食開始以前にミルクや栄養剤以外の食事を摂取したことがない患者さんにはミキサー食で使用する頻度が高い食材（卵黄，卵白，米，小麦，牛乳，鶏肉，ジャガイモ，大豆など）を中心に血中抗原特異的IgE抗体を測定し，IgE抗体が陰性の食材から開始するようにしています．IgE抗体が陽性になった食材は少量から開始してアレルギー症状が出ないことを確認しながら増量するか，食物負荷試験を行うといいでしょう．前述しましたが，IgE抗体が陽性の食材でもアレルギー反応を起こさない場合があるため，IgE抗体陽性の食材を用いた負荷試験を行い，食物アレルギーの有無を確認することが望ましいです．これにより不必要な食材の除去を回避でき，安全かつ安心して胃ろうからミキサー食を投与することが可能になります．

5. ミキサー食の効果

① 便性の変化

　液体栄養剤で便が緩くなっている患者さんにミキサー食を投与することで，便性を改善させられることがあります．当院でミキサー食を導入した胃ろう患者さん89人の検討では，ミキサー食開始前に便が泥状〜水様であった患者さんは53人（60％）でしたが，ミキサー食を1日1回以上胃ろうから投与した場合は13人（15％）へ減少しました．また，普通便（ブリストル便スケール4〜5）の患者さんは開始前31人（35％）が開始後70人（79％）に増加しました．胃ろうから液体栄養剤を投与している患者さんの便性状が水様から泥状である場合，ミキサー食を1日1回用いるだけでも便性の改善効果が得られました．

② 血清微量元素，必須栄養素，栄養状態の変化

　栄養剤の中にはセレン，ヨウ素，カルニチンなどの微量元素，必須栄養素を含有していないものがあるため，これらの栄養剤を長期間単独で使用する場合は定期的に血清微量元素のモニタリングを行い欠乏症に注意して使用しなければなりません．通常の食事を摂取している健常人において，微量元素や必須栄養素が欠乏することは極めてまれであるため，胃ろう栄養患児においてもミキサー食を使用する意義は大きいです．

　液体栄養剤のみを使用していた胃ろう患者さん37人とミキサー食を1日1回以上胃ろうから投与していた25人との比較では，血清セレン値の低下（< 6.0μg/dL）は栄養剤群の29％，ミキサー食群の12％に，血清亜鉛値の低下（< 65μg/dL）は栄養剤群の42％，ミキサー食群の20％に認められました．統計学的に有意差はないもののミキサー食の使用によりセレン，亜鉛などの微量元素の摂取不足を抑えられる可能性が示唆されました．また，栄養状態の評価に用いられるプレアルブミン（トランスサイレチン）の低値（< 22.0mg/dL）は栄養剤群の89％で認められましたがミキサー食群では48％に認められたのみであり（$p < 0.05$），各症例で摂取エネルギー量が異なり，正確な比較はできないもののミキサー食の摂取により患児の栄養状態を改善させられる可能性が示唆されました．

③ その他の効果

　胃ろうからミキサー食を投与している患者家族からは，栄養剤ではなく本来の食事をあげられることに対する満足感や投与時間の短縮，便性改善による介護労力の軽減で介護者のQOL（quality of life 生活の質）が向上したとする意見を多く聞きます．また，ミキサー食の使用により患者さんの肌つやの改善，毛髪の変化（髪の毛の色が濃くなった，髪の毛が太くなった）などの身体的な改善がみられるようになりました．ほかに食事を準備している家族を目で追うようになったり，口を開け閉めして食事を催促するしぐさをしたり，表情が豊かになったなどの変化が見られたとする家族もあり，栄養状態の改善だけでなく精神的な発達にも効果がある

と思われました．

6. ミキサー食の問題点

　胃ろうからのミキサー食注入は胃ろう栄養にかかる時間を短縮し，体重増加，肌つやの改善など患者さんの健康状態を改善させられる有用な栄養法ですが，手間がかかるなどのデメリットも指摘されています．胃ろうからミキサー

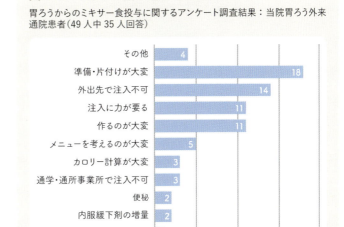

図3-5　ミキサー食の短所（重複回答あり）
胃ろうからのミキサー食投与に関するアンケート調査結果：当院胃ろう外来通院患者（49人中35人回答）

食を投与している患者家族へのアンケート調査（回答者35人）によると，ミキサー食の準備や片付けが大変であると回答した家族が半数を超え（18人），ミキサー食を作るのが大変（11人），メニューを考えるのが大変（5人）などミキサー食を準備することの煩雑さをあげる家族が見られました（図3-5）．また，外出先でミキサー食を注入できない，学校や通所事業所などで注入をしてもらえないなどミキサー食を使用できる場所が限定されるなどの問題も明らかになりました．ミキサー食の準備や持ち運びが容易に行えるようになれば胃ろうからのミキサー食栄養が広く行われるようになると思われますが，近年発売されたペースト状の主食と主菜が1パックに入った食品（なめらか定食〔200kcal/225g〕，ホリカフーズ株式会社）などを使用することで「ミキサー食の煩雑さ」を解消する一助になることが期待されるところです．

おわりに

　長野こどもにおけるミキサー食を用いた胃ろう栄養法を紹介しました．胃ろうからのミキサー食注入法は栄養剤より手間のかかる方法でありますが，口からごはんを食べたときとほぼ同じ形状のものを胃に注入できるため，胃ろう栄養であっても食事摂取の利点を享受することができます．食物アレルギー検査で陽性になった食材であっても食物負荷試験を行うことで不要な食材除去を回避でき，安全で安心な胃ろう栄養を行うことができます．家族が食べるものと同じものをミキサー食にすることで家族の満足度も上がり，患者さんおよび患者家族のQOLが向上する有用な方法であると思います．

参考文献　1）長野県立こども病院（編）：はじめてみよう!! 胃ろうからの半固形食短時間摂取法
　　　　　　http://nagano-child.jp/overview/public_relations#intake（2018年9月7日アクセス）

> 大阪母子医療センターのとりくみ

ベースライス法ミキサー食の導入

大阪母子医療センター 栄養管理室副室長　西本裕紀子

1. はじめに

　一般的なミキサー食はおかゆや軟菜にした料理を粉砕してシリンジで容易に注入できる状態にするため，加水量を増やして粘度を低くしたり濾したりする必要があり，容量当たりの栄養価が低下することが問題となります[1,2]．そこで，大阪母子医療センターでは，これらの問題点を改善して栄養価を維持しながら適正な粘度でシリンジ注入時の抵抗力を少なくするために，ベースライスを用いたミキサー食（ベースライス法ミキサー食）を考案して，胃ろう栄養管理中の患者さんに導入しています．

2. ベースライス法ミキサー食とは[3]

　ベースライスの作り方は図3-6，ベースライス100mL当たりの栄養量は表3-2，またベースライス法ミキサー食の作り方を図3-7に示します．このようにして作成したベースライス法ミキサー食は図3-8のように，加水法より粘度も高く人工胃液内でも固形の状態を保持していました．また，当施設の常食料理27品目で加水法とベースライス法ミキサー食を作成してシリンジで注入する場合の抵抗力を測定したところ，その中央値は加水法（16.4N）よりベースライス法（24.6N）の抵抗が強くなっていましたが，ラコール®NF半固形剤の実測値（21.2N）に近く，注入時の負担を大きく増大しないレベルであると考えられます．

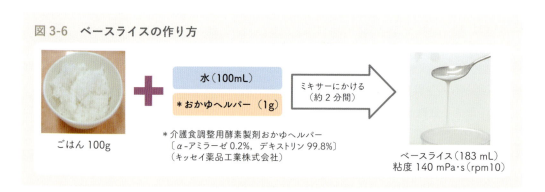

図3-6　ベースライスの作り方

ごはん 100g ＋ 水（100mL） ＊おかゆヘルパー（1g）
＊介護食調整用酵素製剤おかゆヘルパー
〔α-アミラーゼ 0.2%，デキストリン 99.8%〕
（キッセイ薬品工業株式会社）
ミキサーにかける（約2分間）
ベースライス（183 mL）
粘度 140 mPa·s（rpm10）

表3-2　ベースライス100mL当たりの栄養量

エネルギー(kcal)	タンパク質(g)	炭水化物(g)	カルシウム(mg)	鉄(mg)	亜鉛(mg)	銅(mg)	ヨウ素(μg)	セレン(μg)	ビオチン(μg)	食物繊維(g)
94	1.4	20.1	1.6	0.06	0.3	0.06	0	0.5	0.3	0.16

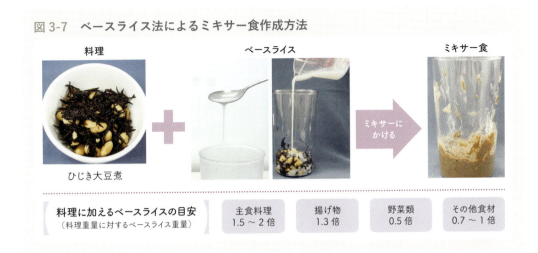

図3-7 ベースライス法によるミキサー食作成方法

3. ベースライス法ミキサー食導入による効果[4]

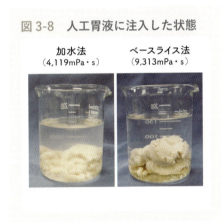

図3-8 人工胃液に注入した状態

実際に，ベースライス法ミキサー食を導入した患者27例で導入前後の臨床データを比較したところ，エネルギー摂取量は導入後に有意に増加し，血清アルブミン値も有意に上昇しました．27例の便性をブリストルスケール（図1-13 p.22参照）で確認したところ，導入後に便秘便になった1例以外は全例で便性が改善し，全体では正常便が導入前の37％から85％に増加して有意に改善していました．また，27例中導入前に嘔吐があった8例中7例で嘔吐が改善しました．図3-9は，ベースライス法ミキサー食を導入した患者家族の感想です．家族と同じ食事を入れられることを喜ばれています．それぞれの家庭の状況に合わせて，無理なく導入し，栄養改善と健やかな成長を支援するよう取り組んでいます．

4. ベースライスの応用編

- ベースライスはベタつきのない液状のため，経鼻胃管の細いチューブ（5Fr）でも，手押しで注入することができます．
- ベースライスを作るときの水をだし汁や味噌汁などで代用することもできます．
- 炒飯などの具入りのごはん物メニューをベースライス作成時のごはんの代用にすることもできます．
- お鍋のあとの雑炊は，そのまま水分を足さずに「おかゆヘルパー」（図3-10）だけを入れてミキサーにかけると簡単に注入できます．

図 3-9 ベースライス法ミキサー食を導入した家族の感想

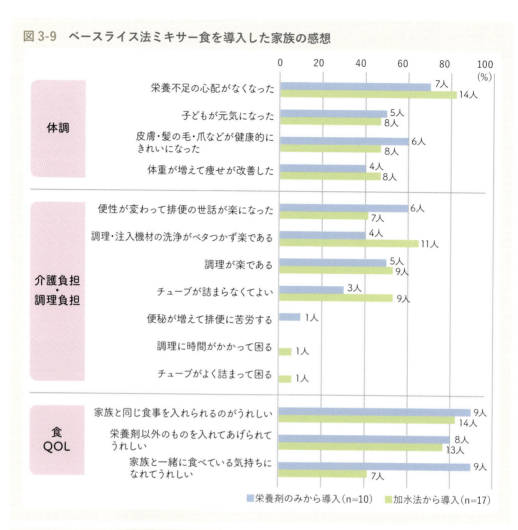

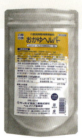

図 3-10
介護食調整用
酵素製剤
おかゆヘルパー
(キッセイ薬品工業)

参考文献
1) 山下由美子，赤田望：食形態の変化が栄養摂取量に及ぼす影響．広島文化短期大学紀要，37:15-22, 2004.
2) 林静子：高齢者栄養ケアにおける疑問と検証(1)刻み食，ミキサー食の落とし穴．臨床栄養，100:145, 2002.
3) 西本裕紀子，恵谷ゆり，加嶋倫子，他：ベースライスを用いた新規胃瘻注入用ミキサー食の物性に関する基礎的研究．日本静脈経腸栄養学会雑誌，33(4):1050-1053, 日本静脈経腸栄養学会，2018.
4) 西本裕紀子，恵谷ゆり，加嶋倫子，他：ベースライスを用いた新規胃瘻注入用ミキサー食の重症心身障がい児(者)における臨床的有用性の検討．静脈経腸栄養，33:647-653, 2018.

神奈川県立こども医療センターのとりくみ

胃ろうからのミキサー食注入

神奈川県立こども医療センター 重症心身障害児施設　井合瑞江

　重症心身障害児施設で初めて胃ろうからのミキサー食注入を行ってから早10年が経過し，施設内で胃ろうが増えると同時にミキサー食注入が当たり前となりました．食事は生活の一部であり，"食べる"こと・"食事内容−栄養を摂る"ことは一人ひとりの状況によって家族や介護者の手に委ねられ，どのような食事がよいのか検討されることになります．当施設でも日々検討する中で，ミキサー食注入の良さを実感した結果今のようになりました．小児期であるからこそ，本来経験すべきことをできる限り自然な形で経験することが機能獲得につながります．ミキサー食注入を進めるときに私たちが大切にしているのは，"腸を育てる"視点をもつことと本人の意思をうかがう姿勢をもつことです．

1. 胃ろうからミキサー食注入の始まり

　未熟児出生で重症心身障害児・全盲のMさん24歳．6歳までは経口摂取できましたが，嘔吐や気道感染症反復のため経鼻胃経管栄養となりました．低体温になりやすく，活動性が低い状態でした．胃ろうになってからはできるだけ自然な生活に近い栄養摂取を目指して，どうにか腸に食事を届けたい，という思いからミキサー食注入が始まりました．

　滴下注入ならチューブをつなぎ，事故（自己）抜去しないように注意して開始するところですが，胃ろうからのミキサー食注入ではメニューを声にして伝えたり，香りや味見をしたり，シリンジに吸って数分で注入したりと寄り添う時間は増えることになり，施設内導入には準備期間が必要でした．しかし，食事を楽しむ時間として過ごせる経験や，子どもたちの表情に介護者自身もやりがいを感じながら介助するようになっていき，"ミキサー食が当たり前"が職員全体に広がっていきました．私たちにも，本来の食べることを再認識させてくれる機会となりました．

　食事を通した社会との関わり，目とにおい，口に含んで味覚・食感を感じながらモグモグゴックン，この間に唾液も出たり，食べるときと同じように胃内に半固形物が貯留し，消化管運動や消化管ホルモン分泌が促されます．本来備わっている機能が呼び覚まされるように，モグモグする口の動きが見られるようになりました．

　この10年間に在宅での胃ろう管理の患者数は約10倍となり，胃ろうからミキサー食注入は確実に広がっています．

2. 実際のミキサー食注入

　難しく考えずに，食事を注入するだけと捉えることが基本です．① 経口摂取していたのか，② 食物アレルギーはあったのか，については明らかにしておき，進めるスピードや食物制限について注意して行っています．

> ★アレルギーへの対策も考慮した進め方
> ① 食べたことがない場合：離乳食と同じ考え方で進める．事前に食物アレルギーの血液検査をすることはない．少量ずつ増やす，品数も一品ずつ広げる．
> ② 食べたことがある場合：アレルギーのある食品は避ける．消化機能に問題はない．

　まずはおかゆから，スープ，野菜→大豆・卵・魚・肉類→普通の食事へと食材を広げつつ，栄養剤注入と同等のカロリーとなるように調整していきます．1食を2回に分けて20〜30分間隔で注入していきます．注入間隔や食材・量を増やすスピードは，おなかのはり具合・便性・心拍数・表情などから決めていきます．

　当施設では胃ろう注入用のミキサー食として特別なメニューはなく，経口摂取する食事を注入しています．注入に携わるのは看護師・生活支援員・教員です．食事全体では注入剤のように1kcal/mL以上とはなっていないため，エネルギーアップさせる必要も出てきます．体重減少する場合は，マヨネーズやドレッシング（油類），牛乳や栄養剤と混ぜるなど工夫も必要です．当施設作成「胃ろうからミキサー食注入のすすめ」（「5. 当施設での取り組み」p.77 参照）に詳しく説明されていますが，体重を見ながら食品も工夫していけばよいでしょう．

3．胃ろうからミキサー食注入で変わったこと

　実際に感じることは，満足感が高いこと，空腹感の出方が弱まることです．便秘となる場合も数ヵ月の経過で改善してきて，腸も成長したなと感じることもあります．

ミキサー食導入の効果
- 便性改善
- ダンピング症候群への対応
- 皮膚の色つや
- 経口摂取への好効果
- 食事としての認識・社会性

ミキサー食導入の配慮点
- アレルギー
- 便秘への対策
- 胃ろうボタンのサイズ・弁破損
- 腹部膨満
- 胃排出能不良や腸管運動不良は不適

4．特殊な導入例（図3-11）

　消化管に病気があってもミキサー食注入がよい効果を発揮しているケースについてご紹介し

ます．

　短腸症候群をもつ9歳の脳性まひ児です．病気のため小腸切除を行い，消化吸収できる面積が大幅に減ってしまった状況です．生涯にわたり中心静脈栄養が必要となる場合もあり，経腸栄養をできる限り進めていく方針でしたが，下痢や敗血症，カテーテル感染，閉塞を反復し，安定して経腸栄養を増やすことができませんでした．胃ろうから成分栄養剤30mLを3回注入するのがやっとでしたが，6歳半より食品摂取を進めることにしました．味見・嚥下を促し，経口摂取できない残りは胃ろうから注入します．ミキサー粥から始めて，食材を1つずつ加え，3年を経て現在は150mL／回の食事が摂れるようになり，口からの摂食嚥下も上達しました．食品タイプの半消化態栄養剤の胃ろう注入も併用しています．この間，栄養状態や便性改善とともにカテーテルトラブルもなくなってきています．食品が腸に送られて消化吸収される，当たり前のことが健康維持に大切なことを実感しています．中心静脈栄養はまだまだ必要ですが，さらなる腸管アダプテーションを期待してミキサー食注入を進めています．

5．当施設での取り組み

　当施設では，より多くの方々にミキサー食注入について理解を深めていただくために，栄養サポートチーム Nutrition Support Team（NST）が中心となって「胃ろうからミキサー食注入のすすめ」を作成，当施設ホームページ上で公開しています．この本とセットで見ていただければ完璧です．自由にダウンロードできますので，ぜひご参考としてください．

http://kcmc.kanagawa-pho.jp/department/files/mixer1403.pdf

　また，2011年から「胃瘻からのミキサー食注入講習会」を年に3回，定期的に開催しています．定員20人で，講義（胃ろうのこと，ミキサー食注入の考え方）と実習（実際に食事を注入する過程を経験）を家族・学校教諭・訪問看護師などの関連する職種の方々へ提供しています．医師・看護師・管理栄養士などと直接やりとりしながら，エネルギー目安，ミキサーかけ，とろみ体験などができ，たいへん好評です．

6．これからのミキサー食注入

　当施設では，バイキング給食を栄養士，調理師総出で行っています．口から食べる人も胃ろうから注入する人も，自分に合った食形態の品を選んで特別な食事を味わえます（図3-12）．記念日にケーキをいただいたり，ホテルでの会食もミキサー持参ででかけて，外出の楽しみが膨らんでいます．食事をみんなで楽しむことが広がり，豊かな心と体を作っていくことを願っています．

　そして，長期的には年長となり消化器系トラブルが生じやすくなる時期に，小児期から食べ物を消化していた腸がしっかり働いてトラブルが減ってくれるのではと期待しています．

図 3-11 ミキサー食を導入した短腸症候群例の成長曲線

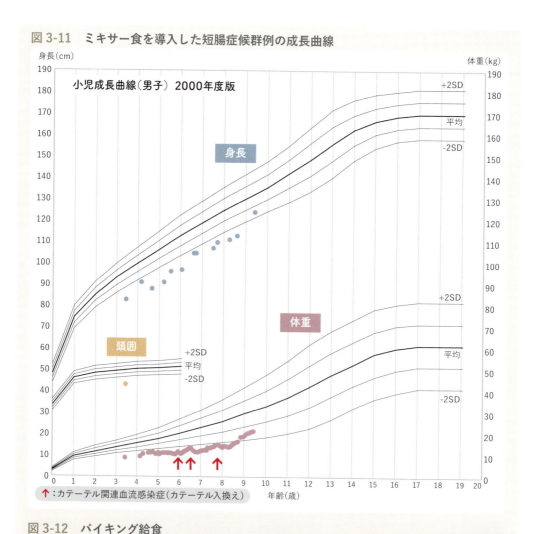

↑：カテーテル関連血流感染症（カテーテル入換え）

図 3-12 バイキング給食

つばさ静岡のとりくみ

経管栄養の方の成長を支える「胃ろう食」

つばさ静岡医務部長　浅野一恵

1.「胃ろう食」を提供するようになった経緯

　どんなに重い障害があっても，みんな食事の時間が大好きです．しかし食事が口から食べられなくなった途端，毎回同じ経腸栄養剤注入の食事になり，人生にまったく希望がもてず生きる意欲が失せてしまった方がいらっしゃいました．

　そんな方にも何とか食事の楽しみを味わい続けてほしいと願い，つばさ静岡では2008年から胃ろうに注入することのできる「胃ろう食」の提供を開始しました．8年の年月を経て実感した毎日の希望となりうる「胃ろう食」の食事としての意義について，お伝えしたいと思います．

2．つばさ静岡の「胃ろう食」の特徴

　当施設の「胃ろう食」の特徴は，栄養バランスに最大限の配慮をし，病状を改善させるテクスチャー（食事の性質）をもち，かつ見た目やにおいが豊かで楽しい料理であることです．

　これらを実現するために当施設の調理スタッフは，酵素入りゲル化剤を使った加工法を編み出しました．酵素入りゲル化剤を使用することで，どんな食材でも加工することができ，かつ粘りを抑えて半固形化することができます．つるっとしたムース状に仕上がるため，粒を濾さなくてもチューブに詰まることがなく，シリンジを押す抵抗も少なくて済みます．濾さずに加工できるので，食材の成分をそのまますべて摂取することができ，加工後も栄養価がしっかり保たれます．どんな食材でも「胃ろう食」に加工することができるので，鰻のかば焼き，焼き肉，筑前煮など小骨や繊維がある食事も胃から堪能できるようになります．

　重症児者は変形の影響や臥位姿勢でいることが多いため，これまでの液体経腸栄養剤では胃食道逆流症 gastro esophageal reflex disease（GERD）やダンピング症候群を生じやすく，せっかくの食事時間が苦しい時間になってしまうことがあります．これらに対して食事に適度な粘性を加えることで，その苦痛を軽減することができます．「胃ろう食」では各人の病態に合わせて，粘性を調整して提供できるため，これらの病態の改善に大きく寄与できるようになりました．

　液体経腸栄養剤との一番の違いは，何といっても「食事」であること．料理によって形や彩り，においが違うので，経管栄養の人も毎日変化に富んだ食事を楽しめるようになりました（図3-13）．

3．つばさ静岡での「胃ろう食」提供方法

　当施設の「胃ろう食」は毎回常菜と同じメニューを加工して，1品ずつ皿に盛り付けて提供します．形や飾り付けが楽しく，介護者が料理を見たときの喜びが子どもたちに伝わり，自分の元に運ばれてくる食器の音やメニュー紹介でさらに期待感が高まります．介護者は1品ずつ

見せ，においを嗅いでもらってから注入し，「おいしい？」と問いかけます．1品ずつ丁寧に胃の中に入れてもらい，温かさや胃に満ちていく感覚を味わいます．五感を刺激する食事と周りの温かい言葉や雰囲気によって，あらゆる感覚が活性化されるのです．

注入量や主食／主菜／副菜／汁物の注入比率はその人毎に設定し，体重の増減や血液データを参考に定期的に栄養状態を評価します．特定の栄養素が不足している場合には注入量や注入比率を変えて対応（例えば低タンパク血症の人には主菜を多めに注入）できるため，オーダーメードの栄養剤が実現しました．

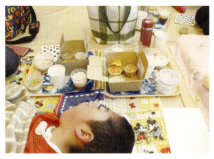
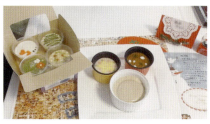

図3-13　見た目，味，においを楽しめる胃ろう食（クリスマスランチの様子）＊写真は許諾を得て掲載

提供頻度は各人週に1～14回で，病状的に必要な人は毎日，そうでない人には週に1回「胃ろう食」を提供しています．可能であれば毎食提供したいところですが，シリンジでの注入は介護者にとっては負担と感じてしまう場合があります．そのため毎食となると，全部混ぜてから注入してしまったり，言葉かけを忘れてしまう可能性もあります．

たとえ「胃ろう食」が週1回であったとしても，体調面，精神面で良い効果が見られることがわかったため，現時点では提供回数を制限して，「胃ろう食」注入が食事として豊かな時間になるよう心掛けています．

4．つばさ静岡「胃ろう食」の効果

「胃ろう食」開始後，想像以上の効果を実感することができたのでご紹介いたします．

① 体調面での変化

「胃ろう食」を始めてすぐに，顕著な効果が表れたのは便性の改善です．一時的に便秘を生じる人もいましたが，少量ずつゆっくり進めることで次第に慣れ，結果として約半数の例で止痢薬や便秘薬の使用頻度が減少しました．

栄養状態においても，液体栄養剤や半固形化栄養剤のみでは改善が得られなかった人に毎日「胃ろう食」を提供したところ，低タンパク血症や貧血の改善，体重増加を認めました．皮膚症状の改善も著しく，皮膚のはりやつやが出るようになり，褥瘡やアトピー性皮膚炎も軽快しました．現在では栄養状態に問題のある人に対して，積極的（毎日1～2回）に「胃ろう食」を提供しています．

液体経腸栄養剤でしばしば問題となるGERDやダンピング症候群の症状も，半固形化栄養剤に「胃ろう食」を併用したところ，より顕著に効果が表れました．下気道感染の頻度減少，喘息症状の改善，分泌物の減少，吸引回数の減少を認め，気管切開術（喉頭気管分離術）を回

避できる例がありました．

② 生活面での変化

適度な粘性があり逆流しにくい食事なので，どんな姿勢でも注入することができ，本人が好む楽な姿勢で注入できるようになりました（図3-14）．

栄養密度の高い食事を摂取できるようになったため，食事回数を減らすことができ，夜間の注入がなくなったことで，日内リズムが整うようになりました．

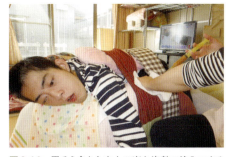

図3-14　胃ろう食なら本人の楽な姿勢で注入できる（例：腹臥位での注入）＊写真は許諾を得て掲載

③ 心理的な変化

「胃ろう食」導入後一番の変化が表れたのが，実に心理的側面においてでした．家族のアンケートからその様子がうかがえ，自由記載の欄に「生きる活力がでてきた」，「好きなメニューだと全身で喜ぶ」，「好きな献立の話をするだけで喜ぶようになった」，「注入中に目を合わせておいしいと意思表示してくれる」などの喜びの感想が寄せられました．施設の介護者からも「たくましくなった」，「表情が良くなった」，「食事を楽しみにしている様子がみられる」，「泣かなくなった」，「不眠が軽減した」という声が聞かれています．

胃ろう造設が受け入れられなかった家族にとっても「胃ろう食」は救いとなりました．注入中の本人の満足した表情を見ることで，胃ろう造設したことへの申し訳なさが和らいだと話される家族もいました．そして口から食べていたときと同じような「食事」を注入できることを喜び，新しい食事介助の方法として受け入れてくれました．

またこれまで食べるのが苦しかった方の中には，自分から「胃ろう食」を注入してほしいと要求する人もいます．胃に入れてもらう順番を自分の意志で選ぶこともできるようになりました．このように「胃ろう食」は，胃ろうとの第2の人生に希望をもたらしてくれると知りました．

5．在宅への普及

体と心の成長を支えてくれる「胃ろう食」を在宅の子どもたちや家族にも知ってほしいと考え，料理教室や摂食外来を通じて積極的に紹介してきました．

在宅の家族への指導で一番に心掛けていることは，毎日介護で疲弊している家族にとって，「胃ろう食」がプレッシャーにならないようにすることです．本人と家族が毎日楽しく継続していけることが何よりも大切だと考え，在宅で簡単に調理できるように，「簡単胃ろう食」を考案し料理教室で指導しています（図3-15）．手作り料理，お惣菜やファストフードなど，どんな食材でも加工でき，家族と同じものを一緒に楽しむことができます．「簡単胃ろう食」は主食と副食を混ぜて加工し，濾さなくて済むため，栄養バランスがよく，摂取栄養計算も楽です．水分代わりに酵素粥を使うため，高密度の栄養摂取が可能となります．この方法であれば経口摂取のときと同じように家族の食事量を目安にして（例えば大人の3分の2量というように），だいたいの量を取り分けることで十分な栄養を摂取できます．

これから経口摂取を練習していく子どもたちにとっても，効果を認めています．嘔吐の軽減，においや風味の記憶，温かい言葉や満腹感を経験することが食事への興味につながり，食べる勇気につながります．「胃ろう食」から始めることで体調を整えることができ，食べられない分は胃ろうから注入できるので，ゆっくりその子のペースで練習ができることも大きなメリットです．

6. 胃ろう食の意義

　「胃ろう食」の存在によって，経管栄養が味気ない医療ケアではなく，心と体の栄養に必要な食事の必須アイテムと変わるでしょう．1日3回の食事の時間は，五感を通じて成長に必要な刺激を得られるだけでなく，その子を思う愛情を受け取ることができ，自分が大切にされていることを知ることができます．受け取った愛情に精一杯応えようとする呼応が生まれ，そうした積み重ねが親子を包み，社会がつながり，温かい空間が広がっていくでしょう．どんなに障害が重度であっても食事の可能性は無限であり，たった一匙のだしでも希望を与えてくれ，諦めから解放してくれます．「おいしかった？また明日食べようね」と語りかけ続ける言葉が，子どもたちに勇気を与えてくれることでしょう．

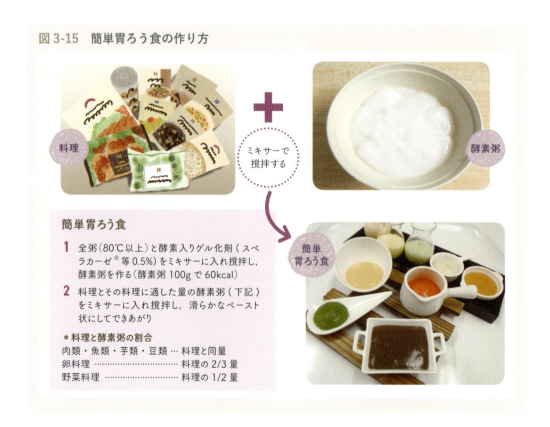

図3-15　簡単胃ろう食の作り方

花の郷のとりくみ

「食品注入」の特徴

花の郷　関根まき子

花の郷は，東京都町田市にある医療的ケアを含む重度の障害がある方の通所施設です．2004年4月に開所し，2012年4月から定員60人の生活介護事業となりました．11人の利用者が医療的ケアを必要としています．また，8人に経管栄養に関する支援をしています（2017年12月現在）．

1. 施設の給食を注入

① 当施設は常食の他に形態食（初期食・中期食・後期食・注入食）を利用者に提供しています．注入食は，初期食をアレンジして作ります．初期食は一つひとつミキサーにかけて裏ごしされた食材です．これにスベラカーゼ粥を足して，離水（食材から水が出る）せずに安定した硬さ（はちみつ状〜半固形）を維持させます．

② 利用者の状態から注入量を決定します．1食に必要なカロリーや水分量は利用者により異なるため，主治医に相談して必要な量を確認します．当施設で初めて食品注入をする場合，まずアレルギーの有無と経口で食品摂取をした経験があるかを確認します．そして食品注入ができるよう「お腹慣らし」をしていきます．栄養を24時間365日の視点で考え，家庭でできること，当施設でできることをまとめ，主治医や施設指導医に相談しながら注入食として給食の提供をします（図3-16, 17）．

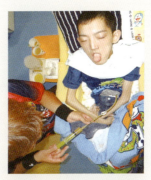

図3-16　認定特定行為業務従事者による食品注入（給食）

2. 行事や外出などでは，支援職員・看護師が常食から再調理をしてミキサー食を作る

① 常食からの再調理は，その機会がある前に研修をすることがあります．衛生面に注意した調理環境，必要物品，再調理の手順などを施設栄養士や調理員に相談しながら，実際にミキサーや裏ごし器を使い，できるだけ短時間で効率よく再調理すること，増粘剤を使わずに半固形状にすることなどを学びます（図3-18）．

② 調理活動や行事では，食品があれば必ず再調理をして胃ろうから注入をします．外出では事前に食事をする

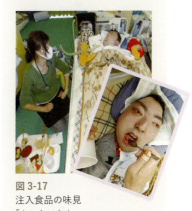

図3-17　注入食品の味見「おいしいね」

＊写真は許諾を得て掲載

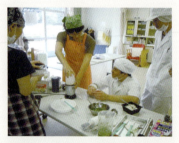

図 3-18 調理員から再調理法を学ぶ研修

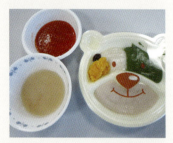

図 3-19 色とりどりの手作りモーニング（宿泊行事）
左上：いちご　　左下：オニオンスープ
右：ニンジンとセロリのサラダ，ツナ，ホウレンソウのおひたし，ヨーグルトパン

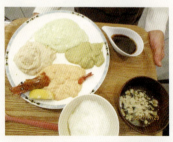

図 3-20 外食は食べたいものを選ぶ（空港でてんぷら定食）

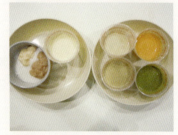

図 3-21 再調理できる食材でBBQ
左：鶏肉，豚肉，味噌豆腐，ごはん
右：野菜，バナナとキウイのヨーグルト

お店に問い合わせをし，ミキサーが使用できるか確認します．衛生面や他のお客様への配慮として断られることもありますが，事情を正直に話すことで理解し協力いただけるお店もたくさんあります（図 3-19, 20）．

3. 胃ろうからミキサー食を注入するだけの支援はしない（表 3-3）

① 食事は見る，においを嗅ぐ，味わう，雰囲気を楽しむなど，栄養摂取以外の支援も大切だと考えています．注入する食品は口から味わっていただき，それから注入をします．そのためには胃ろうから注入する場合でも，口を動かす，唾液嚥下などの支援をやり続けています．「ごっくん」「おいしいね」など食事について，職員との会話も楽しめる時間になります．

② 胃ろうから食品注入ができると，体調に配慮した栄養補給の選択ができます．健康維持のため，こうじ・ヨーグルトなどの発酵食品を摂取する，風邪気味なのでビタミン豊富な食材にする，疲れているのでしじみ汁にするなど，薬に頼るだけではない家庭でできる日常の食生活について話をすることができます．

③ 食事をする（栄養摂取をする）のと同じように，排泄は生きるために当たり前の行為です．食品注入をすることで下痢，おなかのはりで筋緊張が強くなるなどの状態が解消された利用者が多くいます．特に，排便がスムーズになるので排泄物の量や性状から，わずかな体調変化に気づきやすくなります．

④ 災害時対策として，利用者の栄養剤を確保しておくだけではなく，米粉缶やレトルト食品（一部）から衛生的に再調理した食品を注入できるよう準備をしています．加熱後ラップに包み手でもんでからスベラカーゼ粥や野菜ジュースと混ぜてガー

ぜで濾すだけの再調理法です．食材は限られますが，半固形状の食品注入を維持できるよう，注射器や胃ろうチューブの預かりをしています（図3-21）．

表3-3 利用者（家族）からの声

経鼻胃管のときから野菜ジュースなどを注入していました．胃ろう手術後からは，いろいろな食品を注入しています．誕生日にはケーキ，季節の果物，家族と同じ味噌汁…半固形栄養剤と併用しながら，家でも無理のない範囲で食品を注入しています．今はイリゲーターは使用していません．傍らで短時間で注入できます．花の郷でもらう給食メニューは行事食やリクエスト食など豊富です．外食になると，家でもヘルパーさんたちと「おいしいもの食べてきたね(*^_^*)」と話題になります．

花の郷入所時に，給食注入しましょうと言われて嬉しかったです．液体の栄養剤以外の注入は久しぶりでした．お腹慣らしをして，今では何でも注入できるようになりました．昔は口から食べていて，徐々に食べるのがつらくなったのに，花の郷で味見をしていて，もっと欲しいとねだるのを聞いて驚きました．

施設の行事で出たおやつや調理活動でも，作るだけ，見るだけでなく胃袋でも楽しめています．自分たちで育てた野菜を調理して注入するのはいいアイデアです．

「うーん」とお腹が渋って下痢を繰り返し，おしりがかぶれていました．給食を注入するようになって，家でもヨーグルトや豆乳を注入しています．ぽこっとバナナやぼたもちのような形のある便が出て，ニコニコと笑って教えてくれます．スッキリ出ているんだなと思います．

4．注入は，看護師以外に「認定特定行為業務従事者」が行う

① 平成24年度から施行された「介護職員等によるたんの吸引等の実施の制度」に伴い，特定の者対象の研修を受講し，認定特定行為業務従事者（特定の利用者個々の注入や吸引を実施するため認定を取得した介護職員等）の実施と，登録特定行為事業者（特定の利用者に注入や吸引を行う事業所）の登録をしています（制度の詳細は厚生労働省「喀痰吸引等制度について」を参照）．

② 平成25年度から登録研修機関の登録をし，当施設でたんの吸引などの特定行為を行うことができる介護職員などを養成する研修を実施しています．

③ 介護職員等喀痰吸引等指示書の指示内容に，利用者の主治医から「食品注入可」「経腸栄養等」と指示を頂いています．当施設で，どのように食品の注入をしているのか（または経

腸栄養から食品の注入に移行していくのか）などを，最初に状況をお伝えし，それ以降は喀痰吸引等業務実施状況報告書で報告しています．

5. 認定特定行為業務従事者は，支援職（正規職員と契約職員）が対象

① 正規職員は全員が認定特定行為業務従事者になることを目指しています．「どんなに障害が重くても，その支援を必要とする利用者が地域で暮らすために，通所施設としての使命がある」という考えを，全職員が認識し，その支援ができるようになることを大切にしています．医療的ケアはその支援の一つです．

② 当施設は契約職員が多く，支援職の正規職員と看護師だけで利用者支援を充実させることはできません．日常生活の支援を含め，契約職員の存在は欠かせません．利用者に寄り添い，体調だけではなく利用者の意思や日々のわずかな変化に気づく身近な職員が医療的ケアを実施することが，個別性のある支援に必要だと考えます．

神奈川県立鎌倉養護学校のとりくみ

給食ミキサー食ショット注入の導入

神奈川県立武山養護学校　吉川恵里

　神奈川県立こども医療センターでミキサー食ショット注入を推奨され，特別支援学校でも保護者から給食ミキサー食の実施について要望があがるようになりました．医療ケア等懇談会での保護者からの要望を受け，医療ケア等検討委員会に栄養教諭や養護教諭，看護師長にも同席してもらい協議し，対応に努めました．

　新たに導入するにあたり，当初は県内で実施している学校がなかったこともあり，不安の声が多く上がりました．漠然とした不安を残さぬよう，教員，看護師，栄養教諭，養護教諭おのおのに具体的な不安材料を挙げてもらい，改善策はないか検討しました．主な不安材料は次の4点でした．

1. 給食ミキサー食が胃ろうカテーテルに詰まるのではないか
2. 食物アレルギー
3. とろみの調整が難しい
4. 厨房のスペースが狭く，提供数に上限がある

　併せて医療ケア等対象保護者に向け，給食ミキサー食ショット注入の希望や実績などについてアンケート調査を実施し，希望の保護者の方と面談を行いました．

　不安材料の1.については，欠席などの理由で不要となった給食初期食を活用し，胃ろうカテーテルやシリンジなどを使って実験してみました．給食で提供している初期食は，どれもきめが細かく詰まってしまうものはありませんでしたが，パンや麺類などの粘着性の強い食材はシリンジを押す際に強い圧力を必要としたり，反対にスープの具材などは水分を多く含みサラサラとなってしまうなど，それぞれにとろみの調整が必要となるという新たな課題が見つかりました．

　また，県立こども医療センターで推奨されているとおり，胃ろうカテーテルは18Fr以上という条件も加えることとしました．

　2.の食物アレルギーについては，アンケート調査で生後間もない頃から栄養剤しか食経験のない児童生徒も多くいることがわかったため，家庭で一定期間さまざまな食材を試していただき，蕁麻疹などのアレルギーと疑われる症状があった場合は，アレルギー検査を受け報告してもらうことにしました．さらに，家庭で使用する食材より，給食で使用する食材のほうがバリエーションが豊富なため，教員による実施を行う前に保護者による実施を3回（パン食・ごはん食・麺食）行い，食物アレルギーの危険性はないか，家庭でのケアと比較して問題点はない

かを確認していただきました．

加えて，アレルギー症状が出た場合の緊急搬送先病院の確認（学校の近くの救急総合病院），食前・食事中・食後の健康状態（呼吸状態・肌の発疹など）の記録・確認も行うこととしました．

3．のとろみの調整については，当初からミキサー食ショット注入を家庭で全面的に行っている保護者から，注入方法やとろみの調整について面談で聞き取りを行いました．

家庭でさまざまな方法を試していただいた結果，食事のメニューすべてを一度にミキサーにかけ，ミックスする方法が，とろみの調整もほとんど必要なく一番安心して行えるということだったので，学校でもその日のすべての初期食メニューをミックスする方法を試し，そのまま実施することとしました．他の保護者についてもその方法を伝えると，家庭でも取り組みやすいと好評だったため，他の児童生徒も同様の方法で実施することにいたしました．

食材の香りや味見の要望がある方については，小皿に取り分けて教員による言葉かけなどを丁寧に行うことで対応することにしました．

4．の厨房での提供数についてですが，ミキサー食希望者数をアンケート調査した結果，提供上限数をその時点で超えることがなかったため実施に踏み切りましたが，その後厨房の改修工事を行い提供に努めたものの，希望者がますます増加し切迫した状況が続いているそうです．ミキサー食の調理は食材の量や機材を増やすだけでは賄えず，普通食を調理する以上の広いスペースを必要とするので，特別支援学校への入学希望者が増加している現状から考えても，今後も課題として残ることが予想されます．

このような形で実施にいたりましたが，血糖値やカロリー，食物アレルギーの制限・既往がある方については実施していません．また，外食やお弁当時の対応についても，栄養剤での対応としました．厨房の提供上限数も含め，まだまだ課題は残っていますが，その都度校内外での関係者，保護者と連携・相談し，よりよい形で安全に実施されていくことを望みます．

ミキサー食ショット注入の導入に向け，食堂を新たに医療ケア等児童生徒の食事場所としました．教員同士でミックスするための器や混ぜ棒などについての情報交換が活発に行われ，より現実に即した給食ミキサー食ショット注入が実施されるようになりました．

また，担当教員に導入後の感想を聞くと，

「昼食時間が短くなり，覚醒レベルが上がり，午後の授業への参加ができるようになった」

「肌つやがよくなり，顔色もよくなった」

「胃内残量が減った」

「嘔吐を繰り返していたが，まったく吐かなくなった」

「体が大きくなって，体力がついた」

など，児童生徒の健康状態の改善や成長ぶりを嬉しそうに報告していました．

さらに，摂食を諦めきれずに，長い食事時間に眠ってしまうわが子を揺り起こしながら食べさせていた保護者からも，ミキサー食ショット注入の実施で，安心して食事量を確保できるよ

うになったという，喜びの声を聞くこともできました．
　普段何気なく食べている食材の一つひとつが，私たちの健康を培っていることを実感し，あらためて食の大切さを知ることとなりました．

ミキサー食の工夫 母たちからのひとこと

健康を願って食事を作ってあげたい．思い返すと私の気持ちはただ
それだけだったのだと思います．
胃ろうは辛い選択でしたが，家族で同じ食事をとる夢が叶い，
ごはんの時間を喜び，元気に成長していく息子を見るのはとても幸せで，
私達家族にとって良かったのだと心から思います．北里大学病院の先生方，
有難うございました．

のりのりさん
p.26-29

けいちゃん
p.30-33

なぜ家族と同じ食事をあげる事ができないのか？なぜ栄養剤を
吐いてしまうのか？体重が増加せず不安を抱えていた事が
ペースト食を作るきっかけ．ペースト食にしてからは免疫力がアップし
風邪をひかなくなり更に嘔吐も減少し体重も増加できた．
兄達が味見をし「うまっ」の一言．
家族で同じ物を食べる喜びを実感しています．

一滴の母乳すらあげられなかった私にとって，自分の手で作ったご飯を
食べさせてあげられる喜びはひとしお．食事作りの醍醐味と偉大さを
知った今，大切な家族の為にご飯を作れる喜びを改めて噛みしめている．
明日はどんなご飯にしようかな．どんな顔で食べてくれるかな．
家族揃ってほかほかのご飯，明日も一緒に食べようね！

だみーさん
p.34-36

みゆきさん
p.37-42

小さい頃から母が行事食や季節のご飯などを作ってくれていたので，
自分の子供にも作るのが夢でした．息子は鼻チューブでずっとこのまま
栄養剤で生きて行くのかな…と思っていた時に胃ろう食と出会い，
息子にご飯を作れる事，家族と同じご飯，普通の事がとても幸せです．
これからも無理せず楽しく続けていきたいです．

takako さん
p.44-48

小さい頃は普通のごはんを食べていた息子．障害を持ってから鼻チューブからの栄養剤注入になりました．
胃ろうにした理由の一つがミキサー食注入が出来るから．
家族と同じ食事をミキサーにかけ，「今日のごはんは○○だよ」と注入すると嬉しそうにしています．
食事もおやつも，食べる楽しみが一つ増えました．

息子は小学校5年生で進行性の難病になり，胃ろうをつくりました．
主治医の勧めでペースト食注入という方法を知りました．
ペースト食は家族のご飯をとりわけちょっと加工してあげるだけで簡単にご飯が作れます．
食べ方は違っても，家族みんなが同じものを食べる．
家族の絆を感じられる大切な時間になりました．

あやこさん
p.49-52

しおりさん
p.53-59

胃ろう食を始めて季節のものや行事のものまで
家族と一緒に楽しめるようになりました．
買い物で夕ご飯を決める時，調理をしている時，注入している時，
口を動かしながら私の顔をじっと見てきます．
胃ろう食を始める前以上に我が子が愛おしくてたまりません．
「愛情いっぱいのごはん」で楽しく過ごす親子が増えますように．

いつものお家のご飯が一緒に食べられるのって
素敵なことだなぁと思います♪
今日の出汁上手にとれたから，飲ませてあげたいなって
思ったところから私はスタートしました．普段肉料理が多く，
どうしたらなめらかになるか試行錯誤していくのもすごく楽しいです！
みんなと美味しく栄養をとれたらよいなぁと思います．

さぁちゃん
p.60-64

おかあさんのレシピから学ぶ
医療的ケア児のミキサー食

2018年10月 9日　1版1刷　　　　　　©2018
2024年10月30日　　　　3刷

編　者
　　おざわ　ひろし　　おおたか　みわ
　　小沢　浩　　大髙美和

発行者
　株式会社　南山堂　代表者　鈴木幹太
　〒113-0034　東京都文京区湯島 4-1-11
　TEL 代表 03-5689-7850　　www.nanzando.com

ISBN 978-4-525-52041-0

JCOPY　<出版者著作権管理機構　委託出版物>
複製を行う場合はそのつど事前に(一社)出版者著作権管理機構(電話03-5244-5088,
FAX 03-5244-5089, e-mail: info@jcopy.or.jp)の許諾を得るようお願いいたします.

本書の内容を無断で複製することは，著作権法上での例外を除き禁じられています．
また，代行業者等の第三者に依頼してスキャニング，デジタルデータ化を行うことは
認められておりません．